LES
[illegible] INDISPENSABLES
DANS LA PRATIQUE

Appareillage et Traitement des Fractures
Appareils Plâtrés

PAR

P. SOUBEYRAN
PROFESSEUR AGRÉGÉ
A LA FACULTÉ DE MÉDECINE DE MONTPELLIER

Avec 96 figures dans le texte

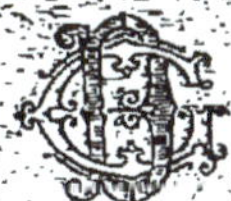

PARIS
LIBRAIRIE OCTAVE DOIN
GASTON DOIN, ÉDITEUR
8, PLACE DE L'ODÉON, 8

1921

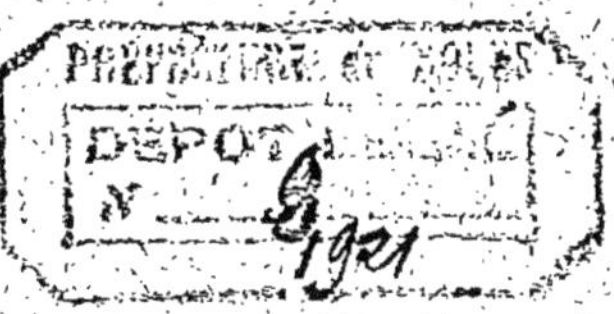

LES

APPAREILS INDISPENSABLES DANS LA PRATIQUE

LES

APPAREILS INDISPENSABLES
DANS LA PRATIQUE

Appareillage et Traitement des Fractures
Appareils Plâtrés

PAR

P. SOUBEYRAN

PROFESSEUR AGRÉGÉ
A LA FACULTÉ DE MÉDECINE DE MONTPELLIER

Avec 96 figures dans le texte

PARIS
LIBRAIRIE OCTAVE DOIN
GASTON DOIN, ÉDITEUR
8, PLACE DE L'ODÉON, 8

1921

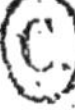

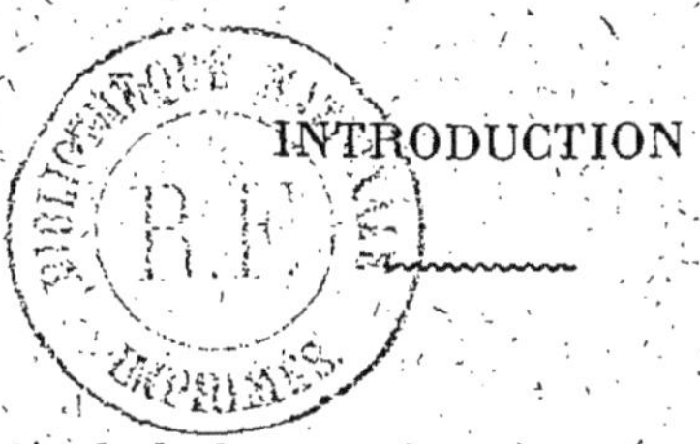

INTRODUCTION

Au sortir de la longue période de guerre que nous venons de traverser, le chapitre si bref dans les livres classiques antérieurs des appareils et de l'appareillage destinés aux fractures s'est formidablement élargi et a réalisé un immense progrès, grâce à l'ingéniosité de tous ceux, et ils sont innombrables, qui ont approché des fracturés.

Si bien que le nombre et la variété des méthodes et des appareils proposés se sont accrus d'une richesse presque trop considérable. Il en résulte qu'à l'heure actuelle il règne quelque confusion et qu'un véritable triage s'impose ; il importe donc d'éclaircir ce chapitre de manière que le praticien, pris entre les anciennes méthodes, dont quelques-unes telles que l'appareil de Tillaux ou celui d'Hennequin pour les fractures de cuisses ne méritent plus sa confiance absolue, et la série des appareils nouveaux proposés, hésite et ne sait plus.

Il lui faut donc un guide. Ce livre, écrit dans un but uniquement pratique, n'est donc pas une énumération sans attrait de toutes les méthodes proposées, il n'est pas non plus écrit pour la glorification de tel appareil ou de telle méthode plus ou moins personnelle ; il offre un choix de quelques méthodes, généralement reconnues parmi les meilleures, s'appliquant à chaque cas, sans oublier l'étude des *indications*.

Il comprend deux parties :

La première partie, la plus importante, s'occupe des soins à donner aux fracturés et envisage chaque fracture en particulier, en proposant l'appareil le plus pratique, le plus simple, que l'on peut improviser aisément ou se procurer facilement, Bien entendu il s'agit des *fractures fermées*. Nous n'avons pas oublié d'ailleurs le chapitre des fractures ouvertes, si bien étudié pendant la guerre, nous y indiquons quelques appareils destinés à soigner ces fractures.

La seconde partie a trait aux appareils plâtrés, dont l'étude, si importante et si négligée d'habitude dans ses détails, est inséparable de l'appareillage des fracturés, puisqu'un grand nombre de méthodes de traitement des fractures comprennent la confection d'une pièce plâtrée. En terminant, nous ajoutons les principaux appareils plâtrés orthopédiques dont la connaissance est si utile aux praticiens.

PREMIÈRE PARTIE

Appareillage et Traitement des Fractures

CHAPITRE PREMIER

PREMIERS SOINS DU FRACTURÉ

1er Examen du blessé. — Relèvement et transport. — Appareils provisoires

Un homme se casse la jambe dans la rue, en plein champ, il faut le *relever* et le *transporter*. Au cours de ces manœuvres, on doit se rappeler que tout membre atteint de fracture exige d'être traité avec le plus grand soin, il faut éviter les secousses et les mouvements brusques; l'examen doit être pratiqué avec douceur et le transport doit s'effectuer après avoir immobilisé le membre d'une façon provisoire, mais correcte; telles sont les règles élémentaires destinées à éviter: 1° la mobilisation des fragments qui chargerait le pronostic de la fracture ; 2° la douleur.

1. — Premier examen du Blessé

Il faut explorer le membre fracturé avec les plus grands ménagements, souvent même, si l'accident s'est produit à l'extérieur, sans déshabiller le blessé, afin de lui éviter tout mouvement douloureux; cependant le plus souvent on se contente de découdre la manche ou le pantalon pour mettre à nu la région où la douleur est accusée.

Lorsque le membre est exposé, il faut se garder de le saisir avec brusquerie et de le soulever intempestivement ; on commence par noter l'aspect des téguments (contusions), l'attitude anormale du membre, la déformation produite par le déplacement des fragments, le raccourcissement.

Puis on porte la main avec douceur sur le membre et on commence par l'effleurer en quelque sorte ; cet effleurage doit être un mouvement doux et lent le long des muscles contracturés et il doit commencer au loin de la région où la douleur est maxima, pour se rapprocher du foyer lésé ; on explorera ainsi le membre dans son entier, on notera le point le plus douloureux et la douleur des articulations voisines ; l'observation des muscles en contracture indiquera la position à donner au membre pour relâcher les muscles.

Lorsque le chirurgien arrivera au foyer présumé de la fracture, la douleur sera moindre grâce à ce massage léger des muscles, la contracture aura cédé et l'exploration sera facilitée. Lentement et progressivement les doigts exploreront la région traumatisée, ils préciseront la situation des fragments fracturés avec un minimum de douleur ; à ce moment une manœuvre très douce et très méthodique, un soulèvement du membre, par exemple, avec la main passée à plat au-dessous de lui, provoquera un frottement osseux que le blessé accusera sans trop de douleur.

Le diagnostic sera porté. Plus tard la radiographie prise de face et de profil complétera l'observation du blessé, ainsi que l'examen de l'état général, de l'état antérieur, des articulations voisines.

Bien entendu, si la fracture est ouverte, ou soupçonnée de l'être, un premier pansement aseptiquement fait sera de toute rigueur (voir fractures ouvertes).

II. — Relèvement et transport du blessé

Dans les fractures du membre supérieur le blessé peut, en général, se relever et marcher. Une écharpe simple, une écharpe de Mayor, une gouttière en fil de fer coudée ou en aluminium, un store suffisent pour immobiliser provisoirement le membre.

Pour le *membre inférieur* il en est autrement, le blessé ne peut pas marcher ; il faut après l'avoir examiné : 1° improviser un appareil de fortune, provisoire ; 2° relever, transporter et coucher le blessé, pour ensuite réduire la fracture et appliquer l'appareil définitif.

Le relèvement du blessé est effectué par deux aides vigoureux placés de chaque côté de lui, qui le soulèvent en le prenant par le bassin et par le thorax, pendant qu'une autre personne (la plus expérimentée) s'occupe du membre fracturé ; elle saisit ce membre à pleines mains : une main au-dessus du foyer de la fracture immobilise le fragment supérieur, l'autre main, placée au-dessous, saisit le fragment inférieur, de façon à ce que le membre soit porté en évitant tout mouvement ; à un signal donné, ces divers aides manœuvrent parallèlement.

Le blessé ainsi relevé est mis sur un appareil qui permet de le *transporter ;* on peut utiliser un brancard, une planche, un volet, une échelle, une gouttière de Bonnet, une porte, comme le fit Pott pour lui-même. Les porteurs ne devront pas marcher au pas, leurs mouvements seront doux et bien réglés. S'il s'agit de monter ou de descendre un escalier, les jambes seront situées toujours plus haut que la tête.

Si le membre n'a pas été placé dans un *appareil provisoire*, avant le relèvement ce qui serait préférable (voir le paragraphe suivant), il sera calé de chaque côté par des coussins, des pièces de linge (vestes) pour atténuer le ballottement.

Pour *coucher* le blessé, mêmes précautions que pour le relever ; il sera déshabillé avec douceur ; la veste, le pantalon, les bottes seront coupés ou décousus s'il y a lieu ; le lit sera bien horizontal, assez dur pour ne pas former de creux, et un cerceau empêchera les couvertures de peser sur le membre. Le membre une fois déshabillé, on s'appliquera à le placer dans une *position* telle qu'il soit bien soutenu, à l'aide de coussins, et à l'abri de tout effort, et que les muscles soient dans leur plus grand relâchement. Le segment inférieur du membre blessé sera placé dans le prolongement du segment supérieur, en sorte que, bien soutenu, il n'opère plus aucune pesée sur ce segment supérieur, et qu'il n'existe aucune torsion ni aucune flexion au niveau du foyer fracturé.

III. — Appareils provisoires.

Les appareils provisoires sont surtout destinés au *transport* du blessé. Il en est qu'on peut rapidement improviser de toutes pièces, d'autres qui sont simples, mais qu'il faut se procurer. Du choix judicieux de ces appareils dépendent le soulagement et la sécurité du blessé ; quel que soit le mode d'immobilisation provisoire choisi, il ne faut pas oublier que nul appareil n'est bon s'il n'immobilise pas entièrement les deux articulations adjacentes au segment fracturé. Cette question des appareils provisoires, destinés au transport, a été spécialement et avec fruit étudiée pendant la guerre de 1914-1918 et des modèles vraiment ingénieux et pratiques ont été créés.

Improvisation d'un appareil. — Pour éviter les douleurs et les accidents du transport, il est nécessaire d'appliquer un appareil qui devra être *improvisé* si l'on se trouve loin de tout secours.

Sans enlever les vêtements du blessé, si l'on craint de trop le faire souffrir on applique un appareil de fortune, variable suivant les moyens dont on dispose. On peut réunir le membre blessé avec des liens (mouchoirs, bandes, cordes, courroies, bretelles), *au membre sain*, qui forme ainsi attelle. Des *tuteurs* variés, des *attelles* diverses peuvent être utilisés. Les *attelles* sont des pièces résistantes, longues et minces, destinées à être placées le long d'un membre fracturé pour le soutenir : attelles en bois, zinc, treillis métallique (fig. 1), fil de fer, car-

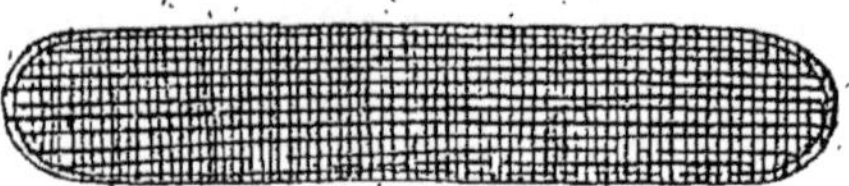

Fig. 1. — Attelle en treillis métallique

ton, cuir, paille, branches d'arbre, écorce, etc... Leur longueur, leur forme sont variables ; on peut les couder, les articuler.

On utilise encore comme attelles des cannes, des parapluies, des planchettes longues et matelassées de linges, d'ouate, de laine, des piquets de bois. Un *store*, replié des deux côtés en gouttière, est un excellent appareil provisoire. Un fourreau de baïonnette, un fusil, ainsi qu'une gouttière de carton mouillé qui se moule sur le membre, un long oreiller creusé en gouttière peuvent constituer un appareil provisoire.

En longueur, ces attelles dépasseront largement la fracture et les articulations voisines ; pour la *cuisse* elles iront du pied jusqu'aux fausses côtes. Pour le membre inférieur, avant la dernière guerre, une gouttière en fil de fer, un appareil de Scultet étaient les meilleurs appareils connus ; de nouveaux appareils fort simples les ont largement dépassés; nous allons les retrouver.

On peut classer les appareils provisoires en trois groupes :

1° Les appareils de fortune ; 2° Les gouttières ;

3° Les appareils spéciaux.

1° Appareils de fortune. — Nous venons d'énumérer les principales pièces improvisées qu'on rencontre à peu près partout à la campagne et qui peuvent servir d'attelles, immobilisant provisoirement le membre fracturé et permet-

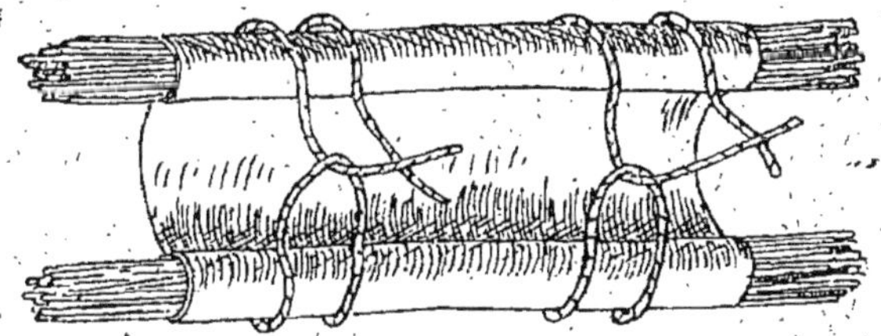

Fig. 2. — Appareil de transport improvisé avec des faisceaux de baguettes.

tant le transport du blessé chez lui ou à l'hôpital (attelles en bois, en treillis, en métal, faisceaux de baguettes (fig. 2), etc.).

D'excellents appareils sont constitués par des gouttières en *store* ou en *paillons* (fig. 3) ; on utilise leurs propriétés de souplesse, de légèreté, de résistance, et ils ont fait leur preuve dans le trajet du poste de secours à l'ambulance. Pour le coude, on les plie à angle droit après avoir fait deux encoches en V ; on les applique par-dessus le pansement s'il y a lieu ; une bande roulée ou des lacs les maintiennent en place. Repliés trois fois ils constituent de bonnes attelles. Pour la cuisse on solidarise deux pièces dont une en forme de T entoure la ceinture

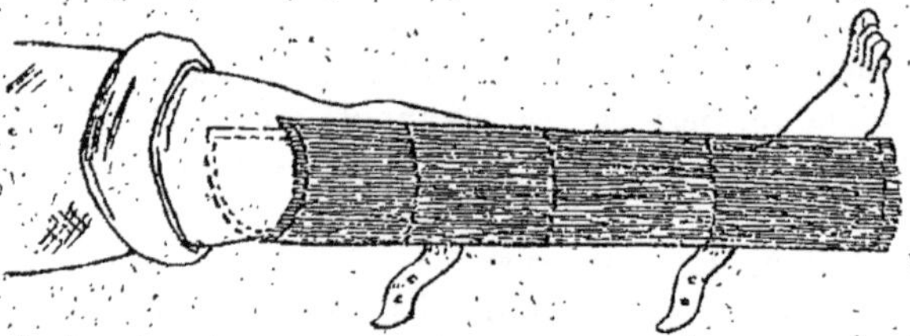

Fig. 3. — Appareil en store pour immobiliser provisoirement la jambe.

pelvienne et descend sur la cuisse en chevauchant sur l'autre qui descend jusqu'au pied ; on comble les vides entre le membre et la gouttière avec de l'ouate.

On peut les renforcer, ou les remplacer par une longue attelle externe en bois mince et ouatée qui va des aisselles au talon ; un bandage de corps la soutient, ainsi qu'une bande roulée qui descend jusqu'au pied.

Un procédé intéressant consiste, en temps de guerre, à immobiliser les fractures de cuisse par le procédé de la *baïonnette coudée (Babin, Presse Méd.*, 1918, *p.* 669*)*. Il faut un fusil et sa baïonnette avec deux ceinturons. On utilise de vieilles baïonnettes que l'on coude à la forge. Le fusil, dont on a enlevé la culasse, sert d'attelle externe, la crosse étant fixée au bassin par les deux ceinturons bouclés ensemble ; la bretelle du fusil passe en anse dans le pli de l'aine et fait la contre-extension. Un étrier fait avec deux bandes est placé par-dessus la chaussure et s'attache à la baïonnette coudée ;

la traction se fait avec un tourniquet formé d'un lac et du couteau du blessé. Un pansement a été mis sur la blessure, le pantalon ayant été ouvert à la cuisse.

2° Gouttières. — Les gouttières sont les appareils les plus connus : gouttière coudée pour les fractures du membre supérieur (fig. 4) ; gouttière de jambe ; gouttière pour la jambe et pour le genou et la cuisse (fig. 5). Elles doivent remonter le plus haut possible au-dessus de la fracture. On les garnit de plusieurs couches d'ouate qui dépassent largement les bords pour pouvoir être repliées sur le membre et l'envelopper ; on n'oubliera pas de placer pour la jambe un tampon d'ouate sous le tendon d'Achille afin d'éviter les douleurs et les escarres talonnières ; on doit bien matelasser le bord supérieur de l'appareil pour qu'il ne blesse pas la peau.

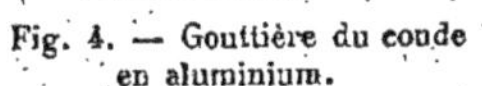

Fig. 4. — Gouttière du coude en aluminium.

Quand on soulève le membre fracturé pour le déplacer, ou pour le mettre dans la gouttière, on le saisit à pleines mains, une main *au-dessus*, l'autre *au-dessous* du foyer de la fracture, et on soulève simultanément sans mobiliser les fragments. La gouttière est glissée sous le membre, dans le sens de la longueur ; on rabat l'ouate par-dessus et on enroule autour une bande de toile ; un coussin placé sous la partie

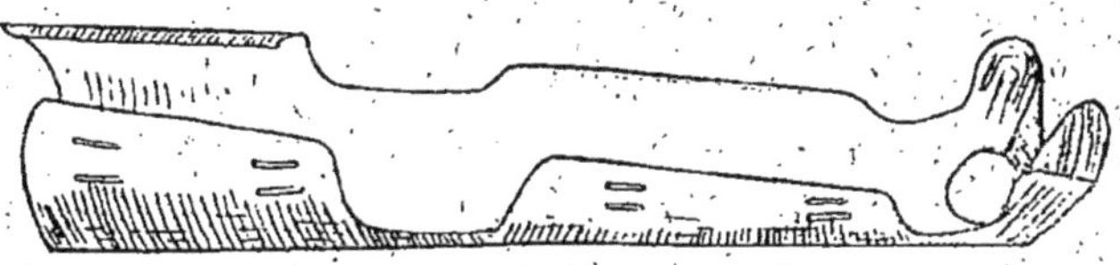

Fig. 5. — Gouttière en aluminium pour jambe et genou.

qui correspond au pied élève l'extrémité du membre, et un cerceau en fil de fer empêche les couvertures de peser sur le pied.

Il existe des gouttières en fil de fer, en *tôle de zinc*, ou mieux en *tôle d'aluminium;* les modèles les plus connus sont ceux de Raoult-Deslongchamps et de Delorme; ces gouttières peuvent porter des prolongements souples qui se rabattent sur la racine du membre à l'épaule, et autour du bassin pour le membre inférieur et immobilisent mieux le squelette.

La *gouttière de Bonnet* immobilise le rachis, le bassin et les membres inférieurs, elle est ouverte au niveau de l'anus et permet un transport facile des blessés (fig. 6).

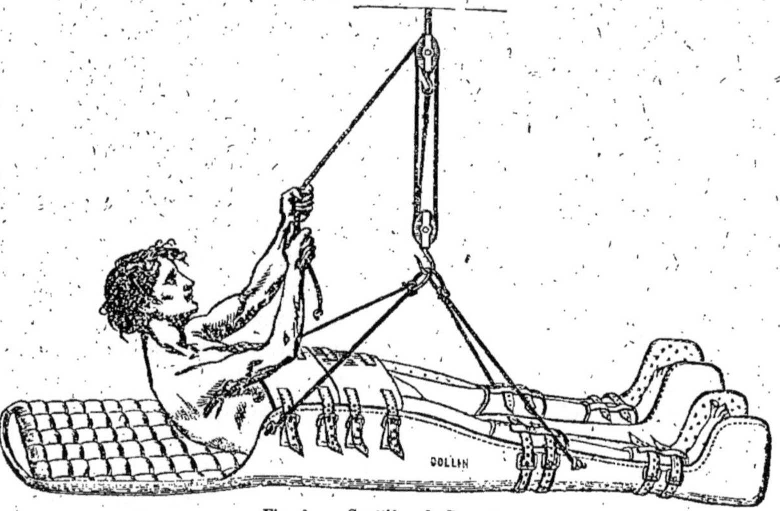

Fig. 6. — Gouttière de Bonnet.

3° Appareils spéciaux. — Nous étudierons les appareils de Blake, de Thomas, de Lardennois et de Pouliquen, qui ont rendu tant de services pendant la guerre, ainsi que l'appareil de Scultet.

L'Attelle de Blake, destinée au transport des fractures de membre inférieur, comprend deux tiges métalliques parallèles réunies à leur partie supérieure par une tige en demi-cercle (que l'on garnit) et qui forme de chaque côté une petite crossette destinée à recevoir une sangle à boucle. Un étrier mobile se fixe sur les deux tiges, deux fentes laissent passer deux sangles (fig. 7).

Application : Déformer l'attelle en faisant remonter celle des tiges qui doit être externe ; entourer le membre de coton ; une guêtre ou une bande faisant étrier et fixée par des circu-

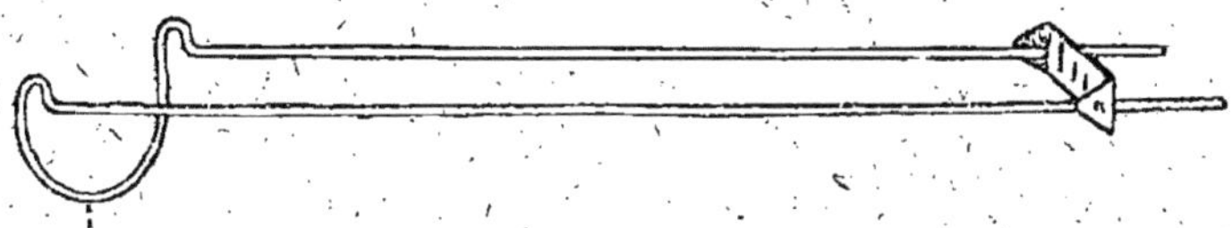

Fig. 7. — Atelle de Blake.

laires malléolaires est placée sur le pied entouré d'ouate, ou sur la chaussure. Glisser l'attelle sous le membre, sa partie supérieure reposant contre l'ischion, et serrer la courroie sur l'aine ; attacher les courroies ou les bandes de l'étrier en toile aux boucles de l'étrier métallique et abaisser cet étrier en créant une forte traction sur le membre et le fixer par les vis ; bander le membre tout autour de l'attelle (fig. 8). Au lieu de bandes et de guêtres on peut employer des bandelettes adhé-

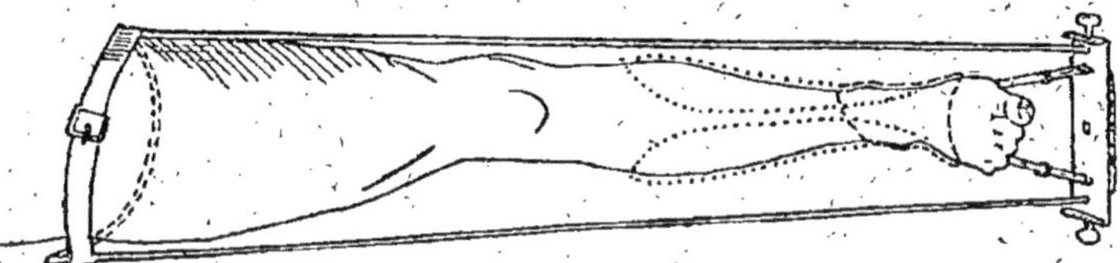

Fig. 8. — Schéma du montage de l'attelle de Blake, avec les bandes adhésives.

sives. Cette attelle est inférieure à celle de Thomas, car sa partie supérieure n'est pas suffisamment maintenue par l'ischion et tend à remonter.

Appareil de Thomas. — Comme le précédent, cet appareil est surtout destiné au transport des fractures de cuisse du poste de secours jusqu'à l'hôpital où le blessé sera définitivement soigné.

Même principe : Immobilisation par extension continue au moyen d'une traction s'étendant entre le pied du blessé et la traverse qui termine l'extrémité inférieure de l'appareil et réunit les deux tiges latérales. La contre-extension est réalisée par l'anneau supérieur qui embrasse la racine de la cuisse et s'appuie sur l'ischion et la branche ischio-pubienne.

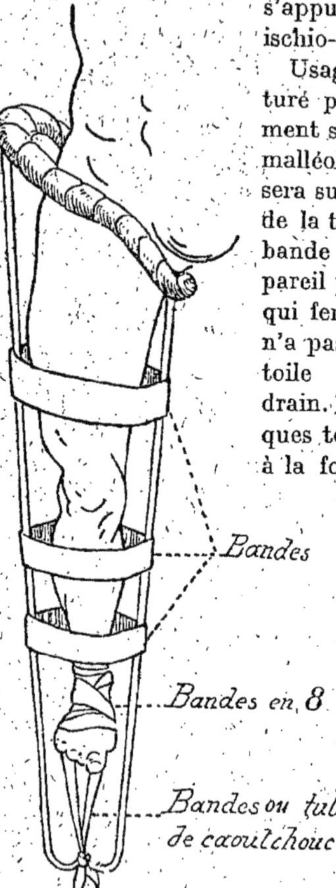

Fig. 9. — Appareil de Thomas en place.

Usage : Introduire le membre fracturé par l'anneau, placer un pansement sur la région malléolaire et sus-malléolaire ; une bande en huit réalisera sur le pansement le point d'appui de la traction. Joindre l'anse de cette bande et la traverse inférieure de l'appareil par un gros drain de caoutchouc qui fera l'extension continue. Si l'on n'a pas de caoutchouc, une bande de toile bien tendue remplacera le drain. Terminer en enroulant quelques tours de bande qui embrasseront à la fois le membre et les longerons latéraux de l'appareil et empêcheront tout mouvement de latéralité (fig. 9).

En cas de nécessité, il est possible d'appliquer le Thomas sans déshabiller le blessé ; la traction est appliquée sur soulier ; le pantalon seul est coupé ou fendu pour appliquer le pansement.

Alquié a ajouté un support chevalet à la partie inférieure pour que le talon ne porte pas sur le lit ; l'attelle est interchangeable par rotation sur elle ; elle s'est montrée le meilleur appareil de transport pour les fractures de cuisse.

L'Appareil de Lardennois, dérivé du Thomas, présente un renflement au niveau de la cuisse pour placer le pansement (fig. 10) ; deux supports forment appui ; en haut l'ovale est articulé et ouvrant pour permettre l'introduction du

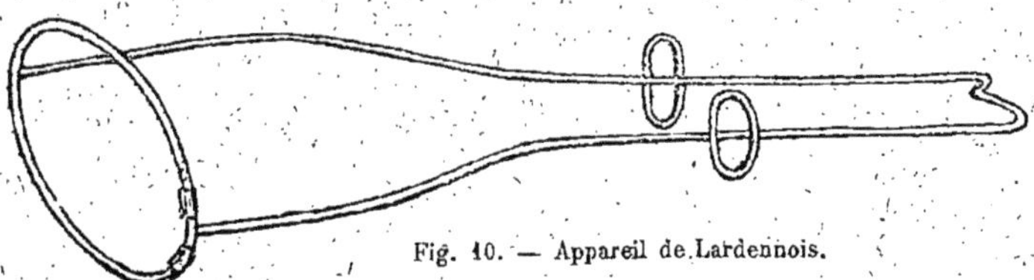

Fig. 10. — Appareil de Lardennois.

membre. Il s'applique en se retournant aussi bien à droite qu'à gauche ; la partie basse de l'anneau répond au périnée, la partie haute à la fosse iliaque externe.

Appareil de Pouliquen. — Cet appareil est facile à improviser avec trois planchettes et une gouttière pour jambe et cuisse en aluminium de Delorme dont on sectionne la partie qui correspond au pied ; les planchettes sont clouées sur la gouttière comme le représente la figure ci-après.

La traction se fait par un tube de caoutchouc sur la planchette transversale terminale ; la contre-extension est assurée par un collier ouaté placé dans le pli inguino-scrotal et suspendu à l'extrémité de l'attelle externe ; un bandage de corps fixe l'attelle au tronc (fig. 11).

Tous ces appareils sont excellents pour le transport ; mais, pour les évacuations à distance assez considérable, un grand appareil plâtré a été aussi fréquemment utilisé ; un des meilleurs pour la cuisse est l'attelle pelvi-dorso-pédieuse type Ollier-Bosquette, que nous verrons plus loin.

Appareil de Scultet. — Nous ne pouvons passer sous silence cet appareil resté si longtemps classique, et qui, mieux

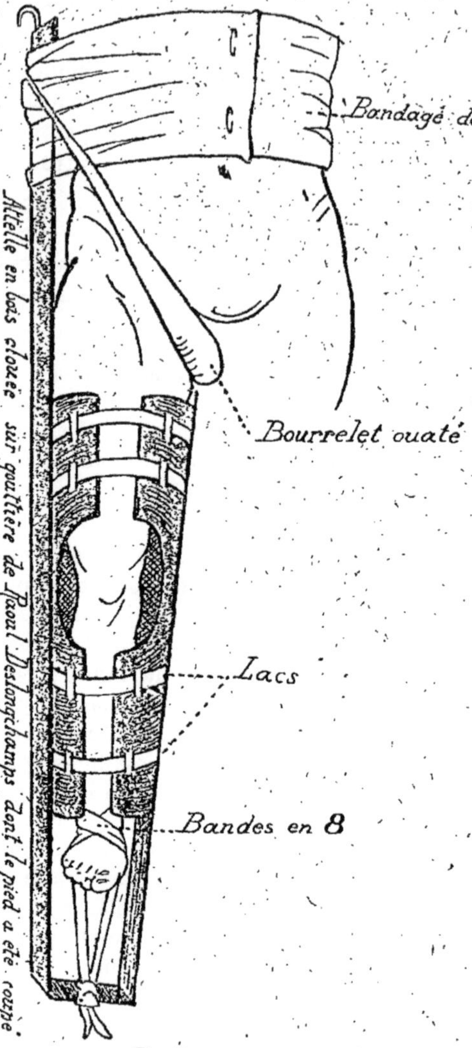

Fig. 11. — Appareil de Pouliquen.

qu'une gouttière en métal, permet une bonne immobilisation temporaire pour les fractures du membre inférieur ; il permet aussi au gonflement primitif de se résoudre.

Nous le décrirons pour une fracture de cuisse ; il est bien évident que pour une fracture de jambe l'appareil sera exactement le même, mais diminué de moitié.

Pièces nécessaires. — 1° Un drap fanon A ou bien un carré de forte toile : largeur 0m80, longueur 0m85 environ.

2° Une attelle externe C de 1m06 de long sur 0m05 de large.

3° Une attelle interne B de 0m85 de long sur 0m05.

4° Deux attelles D D' de 0m30 de long sur 0m05.

5° Quatre coussins E en balle d'avoine correspondant à la longueur des quatre attelles ci-dessus, mais larges de 0m08.

6° Environ vingt-cinq bandelettes séparées F dont la longueur doit pouvoir faire une fois et demi le tour du membre ; donner à peu près 0m70 à 0m75 aux six premières ; 0m60 à 0m65 aux six suivantes ; 0m50 à 0m55 aux cinq suivantes et 0m35 à 0m45 aux huit restantes. La largeur est uniformément de huit centimètres.

7° Cinq compresses longuettes H de 0m70 à 0m75 sur 0m12 de large.

8° Cinq lacs O.

9° Un bandage de corps R avec un gousset G où sera introduite l'extrémité supérieure de l'attelle externe.

En cas *d'urgence*, on peut parfaitement confectionner un très suffisant Scultet avec une large serviette (drap), de la vieille toile (compresses, bandelettes, bandages), de la paille (coussins), des planchettes de bois et des liens quelconques.

Confection de l'appareil. — Sur une large table, appliquez à plat le drap fanon. Disposez au-dessus les bandelettes à partir du bord supérieur du drap, les plus longues d'abord, chaque bandelette s'imbrique sur la précédente en recouvrant à peu près sa moitié inférieure. Placez les deux plus longues attelles sur le bord latéral du drap fanon, et au-dessus de l'extrémité des bandelettes ; les enrouler alors dans le drap fanon et les bandelettes jusqu'à ce que leur écartement laisse juste la place pour y placer côte à côte les coussins E correspondant aux deux grandes attelles. Placer sur ces coussins les deux coussins restant, surmontés chacun de leur attelle respective et fixer le tout par des lacs bien serrés. Embrocher enfin, par son gousset, le bandage de corps dans la partie de l'attelle externe qui dépasse et l'enrouler tout autour. L'appareil est prêt à être appliqué (fig. 12).

Application. — S'il y a lieu, l'extension continue a été appliquée au préalable (bandelettes de diachylon M, ou de tissu adhésif, avec planchette-étrier perforée).

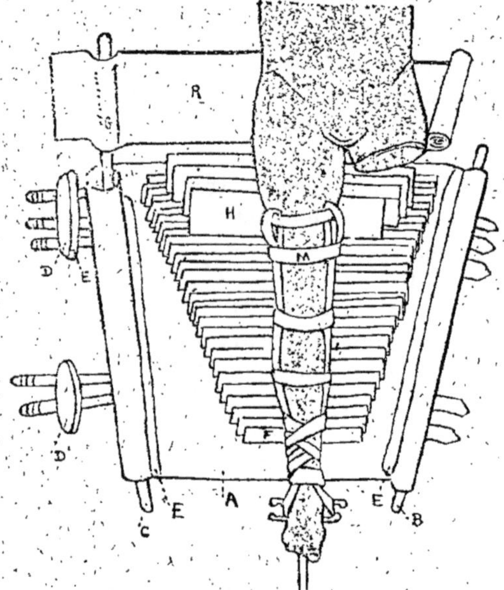

Fig. 12. — Appareil de Scultet.

A. Drap fanon. — B. Attelle interne. — C. Attelle externe. — D. D'. Petites attelles. — E. E. Coussins. — F. Bandelettes. — G. Gousset du bandage de corps R. — H. Compresses longuettes. — M. Bandelettes de diachylon circulaires. — O. Lacs.

Desserrer les lacs, ouvrir l'appareil, enlever les coussins et les attelles libres ; glisser jusqu'à la racine de la cuisse le drap fanon avec ses bandelettes, dont les extrémités latérales sont encore enroulées dans les attelles externe et interne. Dérouler alors l'appareil et enlever les deux attelles.

Il s'agit maintenant d'appliquer les bandelettes. Commencer au niveau des malléoles. Le chirurgien saisit le chef externe de la bandelette, son aide, placé en face de lui, le chef interne, et ils tendent la bande ; l'opérateur porte son chef obliquement et en haut sur la face antérieure de la jambe, qu'il contourne étroitement pour aller border du côté opposé ; l'aide fait la même manœuvre avec son chef : la bandelette décrit donc un croisé antérieur. Les autres bandelettes sont appliquées identiquement, puis les compresses longuettes à leur tour.

Ceci fait, placer l'attelle externe sur le bord latéral externe du drap fanon, l'attelle interne sur le bord latéral interne, et enrouler le drap autour d'elles. Lorsque le rouleau ainsi formé arrive très près du membre, glisser en dehors et en dedans du membre le coussin correspondant à l'attelle ; l'adaptation doit être très étroite et se faire surtout par le bord inférieur des attelles et des coussins. Faire maintenir le tout par un aide.

Glisser enfin les lacs au-dessous du membre (au moyen d'une attelle que l'on coiffe du lac) ; appliquer au-dessus de la partie moyenne de la cuisse et de la jambe les petits coussins surmontés de leur attelle respective et serrer les lacs : trois à la cuisse, deux à la jambe.

Il ne reste plus qu'à mettre en place le bandage de corps, maintenu par son gousset, dans l'extrémité supérieure de l'attelle externe, et à fixer le pied par une bande plantaire, dont le plein est appliqué sous la plante du pied et dont les deux chefs, se croisant sur la face dorsale, vont se fixer au drap fanon recouvrant les attelles latérales, et jamais aux coussins. Le membre est placé sur un grand coussin de balle d'avoine, et un large cerceau empêche le contact des draps.

Cet appareil, qui peut rendre de très grands services, se desserre très facilement : la tension des lacs et l'ajustement des coussins et des attelles doivent être révisés tous les deux ou trois jours.

CHAPITRE II

TRAITEMENT DÉFINITIF DE LA FRACTURE

De la réduction des fractures

Le traitement orthopédique d'une fracture abritée comprend trois temps :

1° La réduction des déplacements ;

2° La contention des fragments jusqu'à la consolidation osseuse ;

3° Le rétablissement des fonctions du membre (aussi précoce que possible).

Dans les fractures sans *déplacement* (comme certaines fractures de l'extrémité inférieure du radius) la réduction est inutile, on immobilise d'emblée dans un appareil plâtré.

Quand la fracture est *engrenée*, si la réduction présente peu d'intérêt, les troubles fonctionnels étant nuls : mobilisation et massage. Mais si l'engrénement est accompagné de troubles fonctionnels, il faut désengrener, réduire et immobiliser.

Dans les fractures avec *déplacement*, il convient de réduire ; si la réduction est facile ainsi que la contention, on peut, dans certains cas, employer l'appareil plâtré. Mais, le plus souvent, surtout pour le membre inférieur, l'*extension continue en position de réduction* est la méthode de choix.

Axes des membres et mensuration du raccourcissement

Pour le *membre inférieur :*

1° La crête du tibia doit former une ligne droite et, prolongée, doit tomber sur le premier espace intermétatarsien (fig. 13).

2° L'épine iliaque antéro-supérieure, le milieu de la rotule et la face interne du gros orteil, doivent se trouver sur une même ligne droite (fig. 13).

3° L'axe qui part de la tête fémorale (un centimètre en dehors du point où bat l'artère fémorale à l'aine) passe par le milieu de la rotule, le milieu du cou-de-pied et le deuxième espace interdigital.

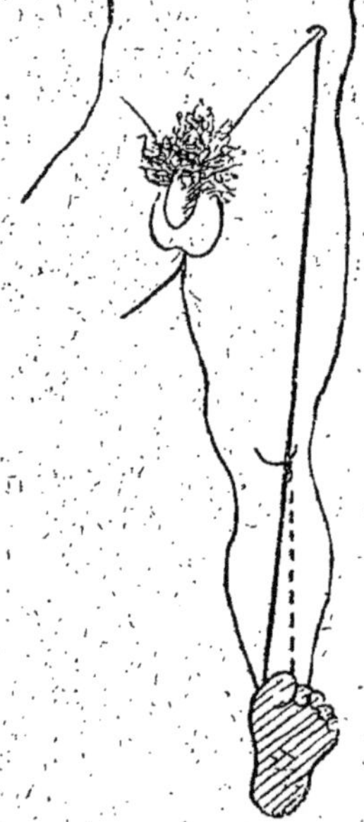

Fig. 13. — Ligne d'aplomb du membre inférieur. En pointillé la crête du tibia tombant dans le premier espace métatarsien.

A l'avant-bras, la ligne d'aplomb est une ligne droite qui prolonge l'axe du médius, passe au milieu du poignet et aboutit un peu en dedans du milieu du pli du coude.

Mensuration du raccourcissement des membres inférieurs. — Placez d'abord les deux épines iliaques sur la même perpendiculaire à l'axe du corps représenté par le raphé médian de l'abdomen, et rapprochez les deux membres.

On se rend compte aussitôt si les deux malléoles et si les pointes des deux rotules sont au même niveau (ce que rend encore plus évident la flexion des deux cuisses) ; pour bien mesurer un segment fracturé il faut mesurer l'os fracturé et son homologue. Par exemple, pour le fémur, on a l'habitude de mesurer le membre entier, du bassin au talon, ce qui multiplie les causes d'erreur : flexion des articulations, asymétrie du membre par rapport à l'axe du corps. Il vaut mieux, pour cet os, prendre, en haut, le bord supérieur du grand trochanter qui correspond au milieu de la ligne de Nélaton prise la cuisse en flexion, en bas le bord inférieur du condyle externe, c'est-à-dire l'interligne articulaire qui correspond à la pointe de la rotule. Pour le tibia, mesurer de la partie interne de l'interligne du genou à la pointe de la malléole interne.

I. — Réduction des déplacements

La réduction consiste à rendre à l'os fracturé sa longueur et sa forme. Elle peut se faire de trois manières :

1° La réduction peut être *sanglante*, c'est la suture osseuse ; ses indications. quoique assez rares, n'en existent pas moins ; ce point spécial ne nous intéresse qu'à titre d'indications.

2° La réduction peut être *brusque ;* elle consiste à remettre en place d'un seul coup, par des tractions fortes, les fragments ; elle est suivie de l'application immédiate d'un appareil d'immobilisation. Pour réduire, un aide fait l'extension, l'autre la contre-extension, dans l'axe du membre, pendant que le chirurgien coapte avec ses mains placées au niveau du foyer. Cette méthode est douloureuse, mal supportée, insuffisante même avec anesthésie générale à vaincre les résistances musculaires à la cuisse en particulier. Elle est inférieure à la méthode suivante ; la radiographie a montré qu'avec elle les réductions sont imparfaites et que la contention qui suit est le plus souvent insuffisante. Si l'on emploie cette méthode, il faut que la force qui réduit persiste pendant toute la durée de la contention. On se méfiera des mouvements désordonnés des alcooliques et des nerveux, une perforation des téguments peut se produire (fracture en V du tibia). Il est vrai que l'on peut utiliser la rachi-anesthésie, ou l'injection profonde de cocaïne dans le foyer (Quénu).

3° La *réduction lente* par *l'extension continue* est la méthode de *choix.* Dans les fractures fermées le sens de l'action de la violence, la forme du trait influent sur les déplacements ; l'action musculaire vient ensuite s'ajouter.

Dans les fractures ouvertes, la réduction est plus facile à cause de la malléabilité du foyer comminutif, de la présence des esquilles, de la perte de substance des fragments.

Mais dans tous les cas, le principal agent de la reproduction et du maintien du déplacement, du chevauchement surtout, c'est l'élasticité passive et la contractilité active des muscles. L'extension continue est le prinicpal et le plus puissant moyen de lutter contre cette action musculaire permanente ; elle est à la fois un moyen de *réduction* et de *contention*, car elle réduit le déplacement primitif et s'oppose à sa reproduction d'une façon permanente.

Il faut aussi savoir que l'atrophie musculaire qui survient très rapidement dans les membres fracturés, fait que les déplacements cèdent assez vite à une extension continue même assez faible.

La réduction d'une fracture doit toujours être contrôlée par la *radiographie*.

Lois de l'extension continue. — L'extension est une méthode qui a pour but d'empêcher le chevauchement des fragments dans les fractures, et d'écarter, de mettre au repos les surfaces articulaires d'une articulation malade (coxalgie). Elle doit vaincre la résistance musculaire.

Elle est *indiquée* dans un grand nombre d'affections des membres, fractures de l'humérus, du fémur surtout, etc., on l'utilise aussi dans la coxalgie, après la réduction des luxations traumatiques de la hanche.

Son action constante annihile la douleur, réduit merveilleusement les fractures, fait cesser les contractures musculaires.

Dans les fractures, la traction doit se faire *dans l'axe du fragment supérieur ;* ainsi, par exemple, dans les fractures hautes de l'humérus et du fémur, le fragment inférieur doit être mis en abduction, car le fragment supérieur est dévié en dehors et il est impossible d'agir sur lui.

La traction sera d'autant plus efficace qu'elle s'exerce sur des segments de membre dont les muscles sont *en état de relâchement :* demi-flexion du coude pour le bras ; demi-flexion du genou et de la hanche pour la cuisse.

Elle doit être *tolérable*, mais assez forte pour vaincre la résistance musculaire. Elle doit prendre son *point d'appui* sur le squelette du segment mobile, en des régions bien garnies de parties molles et en un point aussi rapproché que possible du siège de la fracture, mais au-dessous d'elle.

Toute pression, pour être tolérée longtemps, doit être répartie sur une grande étendue, sur de *larges surfaces*.

On évitera les *causes de déperdition de travail utile;* pour cela, la direction de la cordelette de traction doit être la continuation de l'axe du segment du membre soumis à l'extension ; on réduira les *frottements* du membre sur le lit au minimum.

Sa réalisation. — La *force extensive* peut être demandée, soit à des poids, soit à l'élasticité des ressorts, soit à du caoutchouc.

La *contre-extension* est réalisée par une force passive :

1° Soit le poids du corps du blessé (appareils à suspension) et à la force de la pesanteur (lit déclive) ;

2° Soit à la butée du point d'appui supérieur de l'appareil sur des saillies osseuses (bassin, plateaux tibiaux dans les appareils de Delbet) ;

3° Soit à une force active agissant en sens inverse de la première ; un second poids tire à la racine du membre ; un ressort refoule simultanément et en sens inverse de ses points d'appui : appareil de Delbet pour le bras, qui s'appuie sur le creux axillaire.

Extension par des poids. — C'est le procédé courant ; les poids sont en général des sacs de sable de un à cinq kilos possédant un anneau de rideau et appendus à un S en fil-de fer ; ils sont fixés à un étrier (planchette rectangulaire perforée), que des bandes adhésives (diachylon, leucoplaste) solidarisent avec le membre. Des parties molles la traction est transmise au fragment inférieur ; il vaut mieux appliquer les bandelettes sur toute la hauteur jusqu'à la racine du membre ; leur contact doit être large.

La peau n'est pas rasée et l'on applique sur elle une ou deux longues bandes faisant étrier ; des bandelettes circulaires (voir appareil de Tillaux) les fixent ; elles ne doivent pas venir buter contre la rotule, ce qui serait douloureux. Pour la cuisse on évitera de tirer uniquement sur la jambe pour ne pas disloquer le genou.

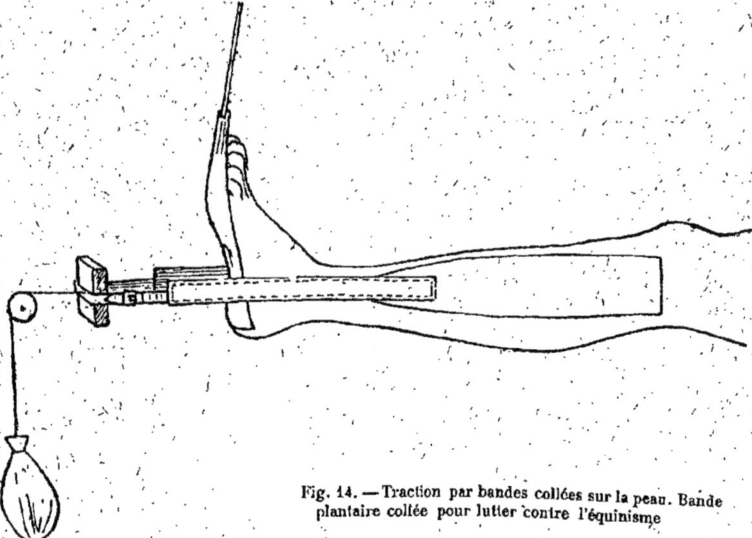

Fig. 14. — Traction par bandes collées sur la peau. Bande plantaire collée pour lutter contre l'équinisme

La traction doit se faire *dans l'axe du fragment supérieur*, et dans la *position de relâchement* des muscles.

Colles. — Si l'on n'a pas de bandelettes adhésives on peut utiliser des colles que l'on applique avec un pinceau sur le membre ou sur les bandes de toile ou de finette croisée de $0^{m}08$ de large. La bande est placée de chaque côté du membre, on la fixe par des circulaires de toile imbibés de colle ; elle se réfléchit sous le pied sur une planchette perforée qui laisse passer la corde (arrêtée par un nœud) qui porte le poids (fig. 14).

Colle de Sinclair

Colle ordinaire (de Givet)	200 gr.
Eau	200 gr.

Faire tremper 12 heures puis fondre au bain-marie et ajouter :

Menthol	4 gr.
Glycérine	16 gr.

(Neutraliser avec de la soude)

S'emploie chauffée au bain-marie :

Colle d'Heussner

Colophane	50 gr.
Alcool à 90°	50 gr.
Térébentine de Venise	5 gr.
Benzine	25 gr.

Elle s'emploie à froid :

Pâte de Unna

Gélatine	1000 gr.
Eau	2000 gr.

Faire fondre au bain-marie et ajouter :

Oxyde de zinc en poudre	300 gr.
Glycérine blanche	150 gr.
Salol	20 gr.

Elle s'emploie tiède au bain-marie

Avant d'appliquer l'extension, on lavera bien le membre *sans le raser*, car les matières grasses feraient glisser l'appareil ; on lavera avec une solution de carbonate de soude à 30 %, de l'éther, de l'eau de Cologne ; on crèvera les phlyctènes avec une pointe flambée et on les recouvrira d'une gaze aseptique. En ne rasant pas la peau, les poils augmentent la solidité de la traction ; mais pour éviter les tiraillements douloureux on applique la colle en relevant les poils en sens inverse de la traction ; le carbonate de soude assure la neutralité de la colle du commerce souvent acide. Quand la peau est sèche on applique la colle avec un pinceau, ou avec les mains, puis on applique la bande de traction en finette (0m15 sur 0m40 pour laj ambe, et 1m50 pour la cuisse), le côté pelucheux contre la peau ; son extrémité amincie porte une lanière qui peut se fixer par des punaises à une planchette perforée de 0m08 sur 0m10 de large ; la corde du poids passe par son orifice. Enroulez une bande de gaze, la colle est sèche au bout d'un quart d'heure. Le collage tient en

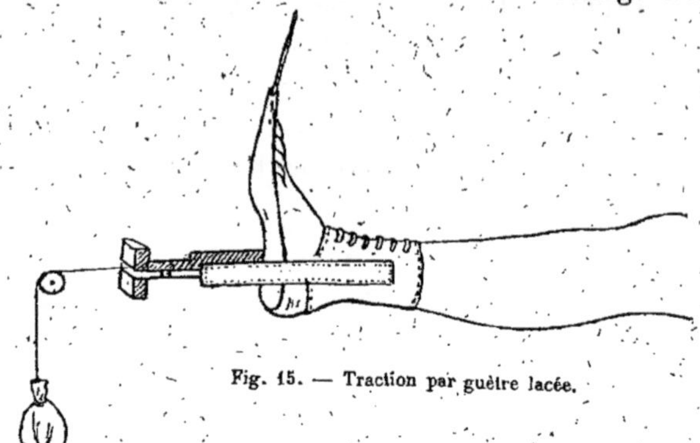

Fig. 15. — Traction par guêtre lacée.

général de vingt à trente jours, puis on le recommence. Pour enlever les bandes on les humecte à l'eau tiède.

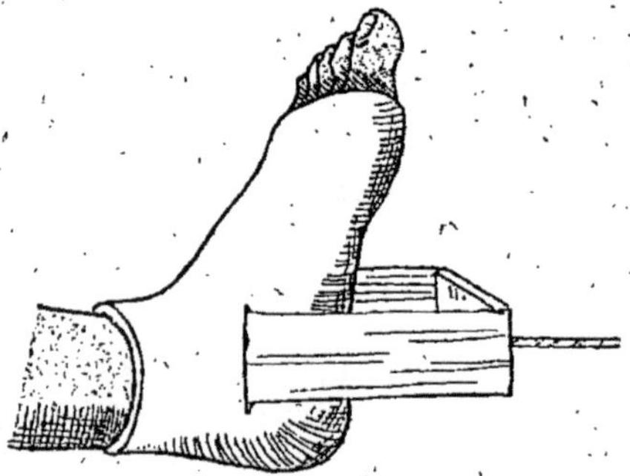

Fig. 16. — Botte plâtrée moulée et collée (Heitz-Boyer).

Autres moyens. — *Gant de coton blanc collé,* pour l'extension continue du membre supérieur ; au bout de chaque doigt on coud un bouton qui arrête une ficelle qui sert d'anse de traction.

Bottine lacée. Guêtre lacée (fig. 15).

Pantoufle d'Ombrédanne, fendue entièrement en avant et lacée ; on enlève la partie rétro-talonnière pour éviter les escarres, et un piton à crochet pour la traction est vissé dans le talon ou en avant de lui.

Boîte plâtrée, moulée et collée (Heitz-Boyer). — Le pied est enduit de colle, par-dessus une bande de tangeps, puis une bande plâtrée qui épouse toutes les saillies du pied. Faire sécher, placer un étrier de traction en toile avec planchette, sur les malléoles, et renforcer par une autre bande plâtrée (fig. 16).

Extension au clou ou *par une anse métallique ;* le clou peut être placé à travers le calcaneum (Codivilla), ou dans les condyles fémoraux (broche de Steinmann, fig. 48) ; signalons aussi l'étrier de Finochetto-Chutro qui passe au-dessus de la partie postérieure du Calcaneum. Ces procédés sont peu utilisés.

L'extension continue par du *caoutchouc* est peu facilement réglable.

Extension continue par les appareils à coulisse ou à ressorts. — L'appareil type est celui de Delbet pour les fractures de l'humérus ; un ressort à boudin tend à écarter deux tiges qui glissent dans un tube et prennent chacune un point d'appui sur le membre au-dessus et au-dessous du foyer de fracture : en haut sur l'aisselle, en bas sur l'avant-bras fléchi à angle droit. Nombre d'appareils sont nés de ce principe et sont réalisés par deux colliers plâtrés dans lesquels on incorpore des tiges creuses renfermant un ressort qui tend sans cesse à éloigner les deux points d'appui qui résistent, c'est-à-dire les segments de membre qui renferment les fragments.

II. — Contention des fragments

Une *immobilisation* rigoureuse qui fixe les extrémités osseuses de façon exacte, supprime la douleur.

Elle supprime les risques des lésions de organes voisins contigus à des fragments acérés (nerfs, vaisseaux), ainsi que les dangers d'embrochement des muscles, d'où interposition musculaire cause de pseudarthrose.

Elle favorise l'hémostase spontanée soit de l'os, soit des parties molles. Elle est le meilleur agent pour lutter dans les fractures ouvertes contre l'inflammation, l'infection, et fait tomber la température après une bonne désinfection, en s'opposant à la diffusion microbienne.

Dans les cas où il existe un fort gonflement du membre, il ne faut pas réduire et immobiliser d'emblée, il faut attendre sa diminution, si l'on applique un appareil plâtré ; si l'on est appelé de suite, l'immobilisation prévient le gonflement.

Enfin l'immobilisation doit être permanente, la mobilisation des fragments faisant perdre le bénéfice des périodes d'immobilisation.

La contention est réalisée par quatre méthodes :

1° Les appareils platrés (gouttières, appareils circulaires). — D'après Bonnet, pour que la contention soit bonne, il faut immobiliser les articulations sus et sous-jacentes ; cela est surtout vrai pour les lésions articulaires que Bonnet avait en vue ; actuellement on s'efforce, dans le traitement des fractures, de ne pas laisser s'enraidir les articulations voisines ; les appareils plâtrés sont excellents dans les fractures sans déplacement ; avant de les placer il faut laver le membre, crever aseptiquement les phlyctènes et les panser à la gaze stérilisée ; on évitera l'adhérence des poils au plâtre par de la vaseline, ou par une bande roulée en crépon, un tube en jersey.

Dangers à éviter. — L'appareil plâtré circulaire a peu de partisans, on préfère les gouttières. En effet, il expose à des compressions en raison du gonflement du membre et à des sphacèles ; il empêche la surveillance du membre : quand le dégonflement survient, l'appareil devient trop large et le déplacement se reproduit.

De plus, l'appareil plâtré expose à donner au praticien une fausse sécurité : il se désintéresse de la fracture, d'où résultat défectueux à la levée de l'appareil : le déplacement s'est reproduit. Il faut donc surveiller étroitement l'appareil, la circulation du membre, le refroidissement et la cyanose des extrémités, faire des examens radiographiques ou radioscopiques répétés, et *refaire* l'appareil quand il est devenu trop grand par suite du dégonflement du membre.

En principe, l'appareil plâtré doit recouvrir les 2/3 ou les 3/4 de la circonférence du membre pour permettre le gonflement consécutif sans compression ; de plus il doit immobiliser les articulations adjacentes au segment fracturé.

2° Appareils a extension continue. — Les appareils types sont ceux de Tillaux et d'Hennequin pour le fémur ; les appareils de Delbet pour l'humérus, le fémur : les deux fragments osseux sont solidarisés par une tige métallique prenant point d'appui sur les épiphyses qui leur correspondent ou sur les parties molles qui les entourent, d'où un certain jeu articulaire permis ; ce sont des appareils à attelles métalliques extensibles.

3° Appareils a suspension et a extension continue. — Ce sont les appareils américains vulgarisés par Blake. Le membre, mis dans un hamac, est suspendu en l'air et équilibré par des poids ; on applique ensuite une extension continue. L'immobilisation est réalisée par ce fait que la mobilisation des fragments osseux n'est plus possible qu'en masse et ne peut se faire dans le foyer.

4° Ostéo-synthèse. — C'est une méthode d'exception, réservée à certaines fractures (rotule, olécrane, etc.) ou à des fractures avec déplacement difficile à corriger (certaines fractures obliques de jambe, par exemple). On utilise des ligatures métalliques, des agrafes, des plaques vissées, des ligatures avec fil extériorisé, etc., dont l'ablation doit être faite quand la consolidation est obtenue. Cette méthode ne dispense pas d'un appareil d'immobilisation ; elle nécessite un milieu aseptique et ne doit pas être conseillée comme pratique courante.

III — Restauration fonctionnelle et soins consécutifs

On doit s'occuper de la restauration de la fonction, non seulement après la consolidation osseuse (comme on l'enseignait seulement jadis), mais encore *pendant la période du traitement* de la fracture.

On réduit ainsi la durée de l'immobilisation, on assure la mobilisation précoce des articulations voisines et éloignées, ainsi que la reprise précoce des fonctions du membre. L'atrophie musculaire est aussi traitée prophylactiquement ; et la période d'invalidité temporaire qui suit la consolidation en sera raccourcie. De là sont nés pour le membre inférieur les appareils de marche qui permettent la mobilisation des articulations sus et sous-jacentes tout en assurant l'immobilisation du foyer de la fracture.

CHAPITRE III

APPAREILS POUR FRACTURES DE LA CLAVICULE

Un grand nombre de méthodes existent, car il est fort malaisé de lutter contre le déplacement des fragments. L'os est brisé cinq fois sur six à sa partie moyenne, l'épaule est attirée en dedans, en bas et en avant, d'où chevauchement

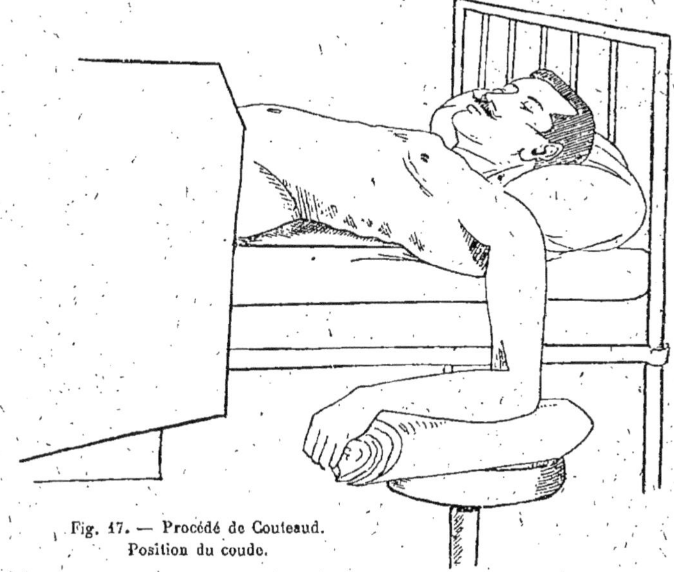

Fig. 17. — Procédé de Couteaud.
Position du coude.

des fragments, il faudra donc la porter et la fixer en haut, en dehors et en arrière (1).

La méthode la plus simple est l'*écharpe de Mayor* avec coussin axillaire de 15 centimètres de long sur 8 de diamètre.

La méthode la plus parfaite est celle de *Couteaud*, qui réduit et maintient par une position spéciale ; le poids du membre supérieur réalise l'extension continue ; le résultat esthétique est excellent par suite de l'effacement du cal, ce qui est important pour le sexe féminin. Le blessé est couché au bord du lit, l'épaule malade portant à faux, la tête placée sur un traversin regarde vers la fracture pour relâcher le sterno-cléïdo-mastoïdien. Le membre supérieur pend en entier verticalement hors du lit ; il est entouré d'ouate, il reste ainsi dans cette position dite *première* pendant deux ou trois jours ; puis on passe à la position *seconde*, le coude est fléchi et repose sur un tabouret garni d'un coussin (quinze à vingt jours). On peut, d'emblée, se contenter de la deuxième position (fig. 17). Cette excellente méthode a l'inconvénient de faire garder le lit pendant une vingtaine de jours ; nombre de malades ne l'acceptent pas ; la position amène aussi quelques œdèmes.

Nous-même avons cherché à « figer » la réduction que donne la position de Couteaud dans un appareil plâtré et à procurer au blessé le bénéfice de la station debout et de la déambulation (Soubeyran, 1909. *Journal des Praticiens*, p. 113). On commence par réduire la fracture par la position de Couteaud, l'épaule et le bras portant à faux. Puis on entoure le thorax d'ouate, et l'on place un tampon axillaire. Dans cette position on enroule de larges bandes plâtrées : on décrit d'abord des circulaires du thorax, puis des bandes prennent le bras de dedans en dehors, enfin on engaine le coude fléchi et l'avant-bras.

(1) On connaît le déplacement classique : le fragment sternal entraîné par le chef claviculaire du sterno-cléido-mastoïdien se porte en haut et en arrière ; le fragment acromial entraîné par la pesanteur et le grand pectoral est attiré en bas, en dedans et en avant.

La dessication doit se faire dans la même position et en pressant sur l'épaule s'il y a lieu ; l'appareil est laissé trois semaines (fig. 18).

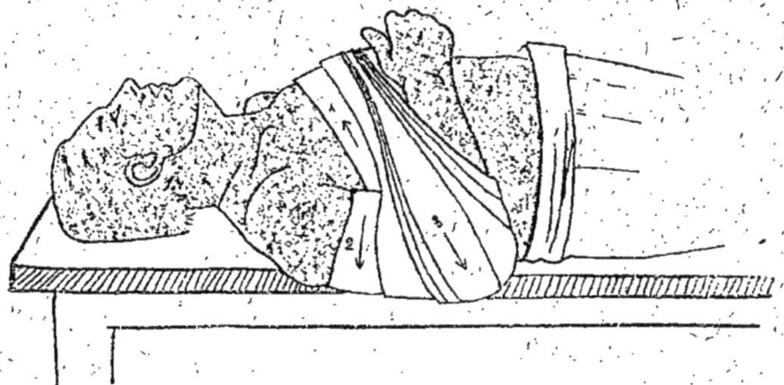

Fig. 18. — Appareil plâtré pour fracture de la clavicule, appliqué en position de Couteaud (Soubeyran, in Le Dentu et Delbet, p. 831).

Appareils a bracelets. — Chaque épaule est embrassée dans un anneau métallique matelassé (Hidden) ou par un bracelet formé d'une compresse ou d'un gros tube à drainage en caoutchouc. Destot emploie des fragments de chambre à air pour bicyclettes, ou une chambre à air placée sur les épaules en huit de chiffre postérieur que l'on gonfle ensuite.

Au niveau du dos, une bande de toile réunit les bracelets ; une traction suffisante ramène les épaules en arrière jusqu'à réduction, puis la bande est fixée par une épingle. On ajoute un coussin triangulaire pour l'aisselle et une écharpe de Mayor pour le coude et un lacs antérieur (fig. 19) ; durée vingt à vingt-cinq jours.

Lardennois recommande deux épaulières en toile réunies en arrière par un gros tube de caoutchouc noué en anneau que l'on peut tendre quand l'appareil se relâche.

Autres procédés. — Certains auteurs placent la main et l'avant-bras derrière le dos en les maintenant par une écharpe ;

tous les quatre à cinq jours, mobilisation du coude, au douzième jour on ramène l'avant-bras en avant dans une écharpe pendant huit jours.

Senlecq porte en arrière les coudes fléchis à angle droit et passe entre les coudes et le dos un bâton, ou mieux, une planche rembourrée terminée à ses deux bouts en barre arrondie ; une large bande en V à pointe postérieure embrasse la planche, remonte sur les épaules, passe sous les avant-bras et les soutient en se relevant ; la nuit, le blessé est demi assis grâce à des coussins, pour prendre ses repas il dégage le membre sain en s'appuyant sur le dos de sa chaise pour fixer le bâton.

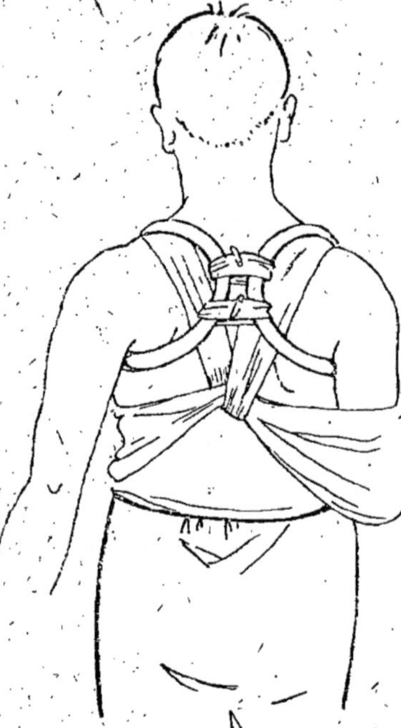

Fig. 19. — Appareil à bracelets pour fracture de la clavicule à la partie moyenne.

Indications spéciales. — La suture est indiquée quand le déplacement est considérable et incorrigible (fractures voisines de l'acromion); s'il existe des accidents vasculo-nerveux.

Dans les fractures des *deux clavicules*, le decubitus dorsal atténue la gêne respiratoire, les deux épaules doivent être effacées grâce à un long coussin médian placé au niveau du rachis. Si l'on ne traite qu'un côté, laisser une certaine liberté au bras droit.

Dans les fractures du nouveau-né : écharpe pendant quinze jours.

CHAPITRE IV

APPAREILS POUR FRACTURES DE L'HUMÉRUS

Appareil de Hennequin et ses modifications. — Appareil de Delbet et ses dérivés. — Appareil de Pouliquen. — Appareil plâtré pour fractures de l'extrémité inférieure chez les enfants. — Indications.

Pour qu'une fracture de l'humérus soit bien réduite, il faut que l'épincondyle regarde directement en avant et qu'il se trouve sur la même ligne verticale que le trochiter et l'acromion.

I. — Appareil de Hennequin

1° *Préparation de l'appareil.* — Taillez une attelle de tarlatane de quatorze à seize épaisseurs et de un mètre de

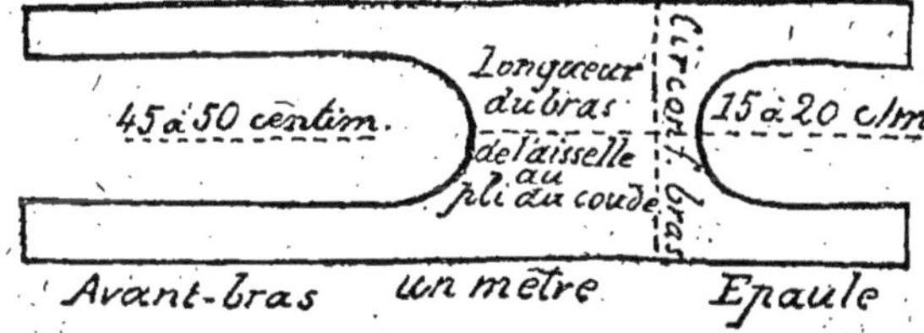

Fig. 20. — Pièce plâtrée pour l'appareil de Hennequin.

long, sur une largeur égale à la circonférence du bras. A la partie supérieure, faites une échancrure en fer à cheval, profonde de vingt centimètres ; à la partie inférieure, une autre échancrure de cinquante centimètres ; l'appareil à la forme d'un H dont le plein mesure trente centimètres, soit la longueur du bras prise de l'aisselle au coude (fig. 20).

2° *Réduction de la fracture.* — Le malade étant assis contre un mur, recouvrez la main, l'avant-bras, l'extrémité inférieure du bras, d'une couche d'ouate maintenue par une bande de gaze ; l'aisselle et l'épaule sont garnies d'ouate.

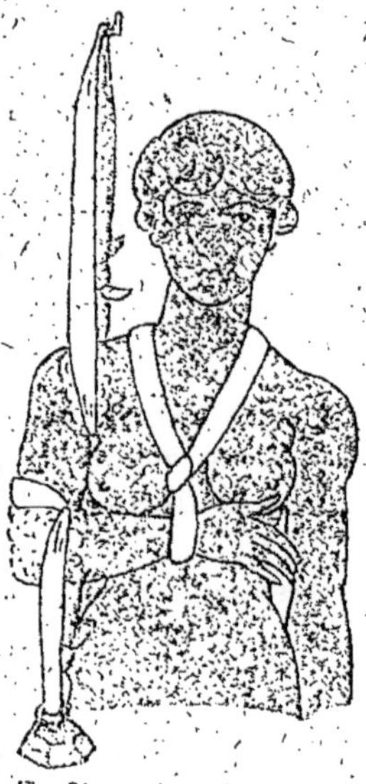

Fig. 21. — Appareil de Hennequin (1er temps).

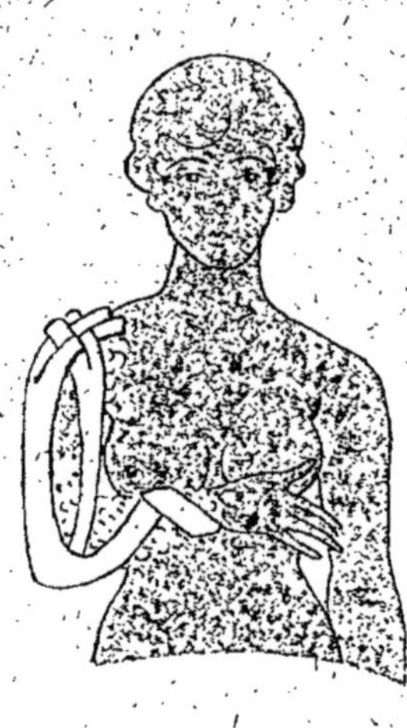

Fig. 22. — Appareil de Hennequin (2e temps).

Une bande verticale passant dans l'aisselle et fixée à un piton mural fait la contre-extension (fig. 21). On peut aussi fixer cette bande à la partie horizontale d'un balai de crin attaché à une chaise par son manche placé en bas. Une autre bande passant par le poignet et la nuque tient l'avant-bras fléchi à angle droit. Une bande en toile de un mètre est appliquée par son milieu sur la partie inférieure et postérieure du bras, les deux chefs se croisent en avant et supportent un poids de trois à quatre kilos ; cette extension fatigue les muscles et dure de quinze à vingt minutes. Pendant ce temps vous taillez l'appareil.

3° *Application de l'appareil.* — L'appareil imbibé de plâtre est glissé entre le thorax et le bras, l'échancrure supérieure (la plus petite) embrassant l'aisselle, les deux chefs un peu fendus se croisent par-dessus le deltoïde (fig. 22).

Les chefs inférieurs sont croisés deux fois sur l'avant-bras « comme les cordons d'un cothurne ».

4° Quelques tours de bande de toile maintiennent et modèlent l'appareil ; quand le plâtre est sec, l'extension et la contre-extension sont enlevées en coupant les bandes, dont on laisse sous le plâtre la portion qu'il recouvre. Soutenez l'avant-bras par une écharpe.

On reproche à cet appareil, qui cependant se montre suffisant dans un grand nombre de cas, que la durée de l'extension est trop courte pour bien réduire le déplacement ; de plus, le fragment supérieur reste en abduction, le point d'appui axillaire est mal réglé fréquemment et offre du jeu ; beaucoup d'auteurs lui préfèrent le Delbet ou un de ses dérivés.

Appareil improvisé. — Faites l'extention continue par une cravate ou une anse de bandelette adhésive placée au niveau du tiers inférieur du bras (fig. 21), comme dans le premier temps de l'Hennequin (un kilo). Le poignet est soutenu par une bande qui embrasse le cou (Morestin, Chaput). La nuit, une cordelette supporte un poids qui se réfléchit sur une poulie placé au pied du lit. Si le déplacement ne se corrige pas, placez un coussin triangulaire dans l'aisselle, ou une attelle métalique repliée en triangle et matelassée, qui refoule en dehors le fragment inférieur et le met dans le prolongement du fragment supérieur dévié en dehors.

Appareil d'Hennequin modifié (avec bande thoracique) — Cet appareil s'adresse à la fracture de la partie moyenne, qui est la plus commune; c'est le patron d'Hennequin avec prolongements thoraciques l'un antérieur, l'autre postérieur qui se rejoignent vers l'aisselle opposée (fig. 23 et 24).

Taillez une attelle en tarlatane ayant comme largeur la circonférence du bras et comme longueur, la longueur du

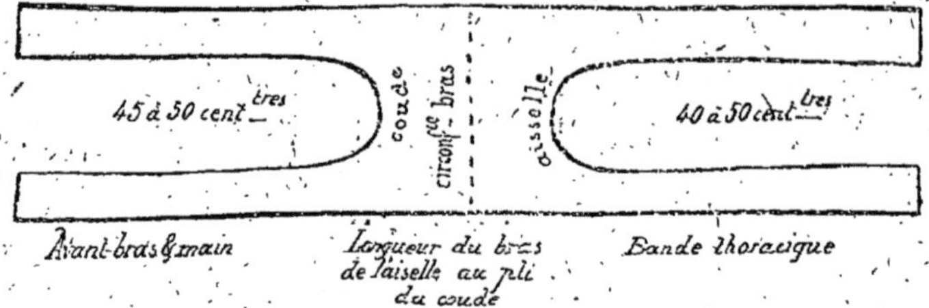

Fig. 23. — Patron du plâtre pour immobiliser le membre supérieur et l'épaule.

membre fléchi mesurée du moignon de l'épaule au pli de flexion des doigts, *augmentée* de 50 centimètres.

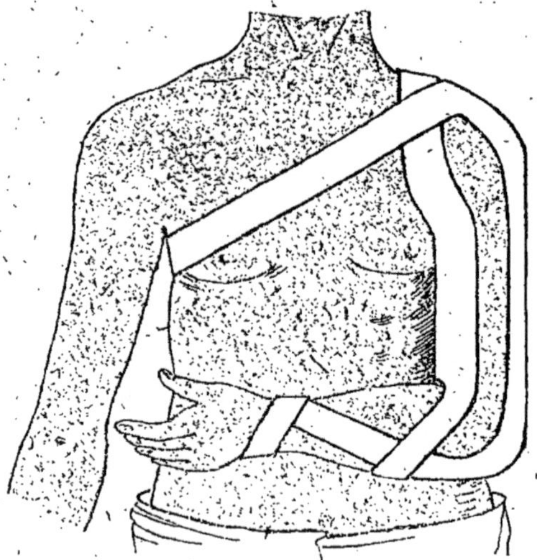

Fig. 24. — Plâtre en place.

Évidez la partie inférieure (anti-brachiale) comme dans l'Hennequin (0m50) ; le plein aura la longueur du bras, mesurée de l'aisselle au pli de flexion du coude (0^m30) ; évidez ensuite la partie supérieure de façon à obtenir deux brides thoraciques de 0^m50 de long ; ces brides seront entrecroisées sur l'épaule pour y former comme une calotte et on les dirigera vers l'aisselle opposée.

On hâtera la dessication et l'on favorisera le modelage par quelques tours de bandes de toile thoraco-scapulaires. Cet appareil nous a donné toute satisfaction.

II. — Appareil à extension continue de Delbet

C'est à Pierre Delbet que revient le mérite d'avoir réalisé en 1901 le premier appareil à extension continue pour la réduction des fractures de l'humérus. Cet appareil utilise la force propulsive d'un ressort qui refoule simultanément et excentriquement ses deux points d'appui extrêmes.

L'appareil se compose de deux pièces portant chacune une tige verticale humérale ; ces tiges coulissent l'une sur l'autre. Elles obéissent à l'action d'un ressort à boudin qui tend à éloigner leurs points d'appui (fig. 25).

La pièce supérieure prend son point d'appui sur la région axillaire par un arc métallique ; cet arc engagé sous l'aisselle presse en avant sur la saillie du grand pectoral, en arrière sur le grand dorsal et ne comprime pas le paquet vasculo-nerveux. Cet arc présente à ses deux extrémités un anneau permettant de le fixer. C'est en avant que l'arc se raccorde avec une branche mâle verticale, qui descend le long du bras ; le raccord se fait par une portion courbée qui a pour objet de reporter en dehors l'origine de la tige verticale. Il en résulte que la pièce supérieure de l'appareil est différente pour le côté droit et le côté gauche ; il existe aussi un modèle interchangeable.

La tige brachiale est pleine, destinée à s'engager dans la tige brachiale creuse que porte la pièce inférieure de l'appareil. Elle présente de plus de nombreux trous destinés à recevoir une goupille.

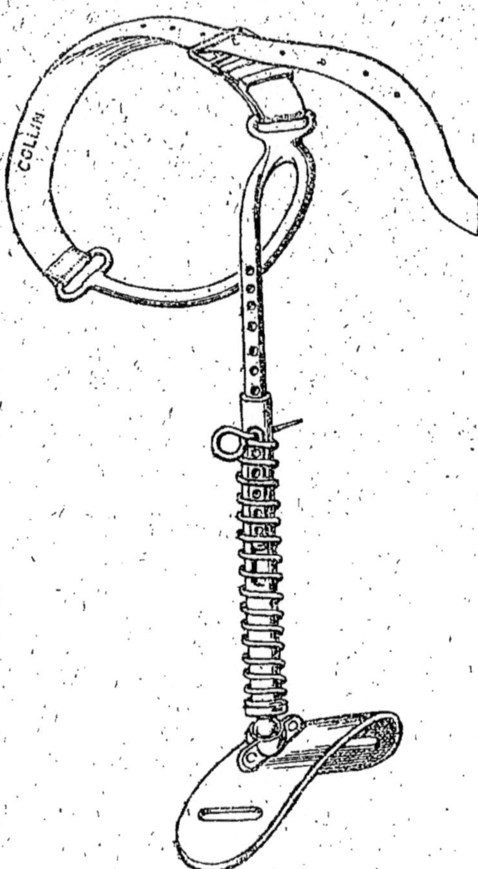

Fig. 25. — Appareil de Pierre Delbet pour fracture de l'humérus.

La pièce inférieure prend son point d'appui sur l'avant-bras par une plaque métallique assez large, formant un demi-bracelet, aux extrémités duquel se trouvent deux fentes destinées à recevoir les lacs de fixation. Sur la face supérieure du bracelet s'insère une tige femelle, verticale, ascendante, qui remonte le long du bras. Cette tige n'est pas soudée au bracelet, mais unie à lui par une articulation à rotule mobile en tous sens. La tige brachiale n'est pas pleine, mais au contraire creuse, destinée à recevoir la tige pleine, mâle, de la pièce supérieure. Elle présente sur deux de ses faces une fenêtre permettant d'apercevoir les trous de la pièce mâle pour y placer la goupille mettant le ressort à boudin en tension. Lorsque l'appareil est monté par l'assemblage de ses deux pièces, un ressort à boudin tend à les éloigner ; ce ressort est placé autour de la tige brachiale creuse, portée par la plaque anti-brachiale ; il s'appuie en bas sur l'articulation de ce bracelet, en haut sur la goupille placée dans les trous de la tige mâle brachiale ; il tend à faire remonter celle-ci, tant que la goupille ne vient pas buter contre le bord supérieur de la fenêtre de la tige creuse.

Manière de placer l'appareil. — Dans ces appareils à extension, on doit tout d'abord apporter grand soin aux précautions, supprimant toute pression désagréable au niveau des points d'appui ; il faut matelasser l'arc axillaire et le bracelet anti-brachial.

Les points d'appui sont matelassés. — Pour le creux de l'aisselle on peut mettre un coussin d'ouate, comme dans l'appareil d'Hennequin ; mais le plus souvent ce coussin glisse et se déplace, il vaut mieux enrouler autour de l'arc de l'ouate et la fixer par une bande de toile fine ou de crêpe ; sur le coton, on peut avec avantage enrouler un fragment de bande de caoutchouc, ce qui donne encore une pression plus douce ; le creux de l'aisselle sera poudré de talc avec soin.

Pour le point d'appui inférieur, on peut aussi interposer

entre le bracelet et la peau, sur le bord radial de l'avant-bras, un petit coussin ouaté, mais celui-ci se déplace sans cesse et il vaut mieux interposer seulement un mouchoir

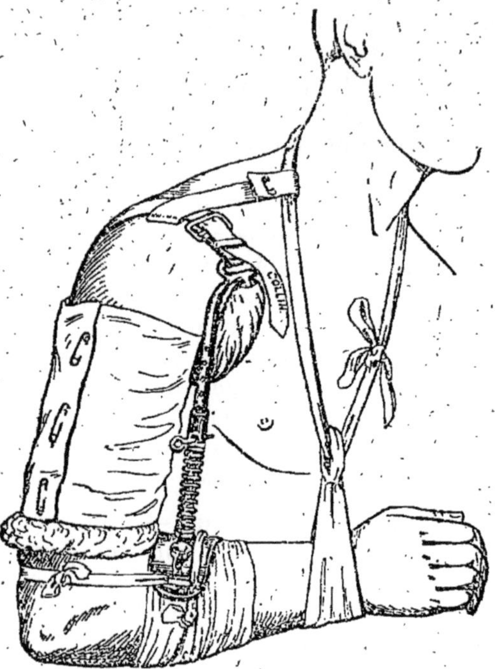

Fig. 26. — Appareil de Pierre Delbet en place.

plié en plusieurs doubles ou deux lames de caoutchouc (manchettes de gants) séparées par du coton et maintenues par un tour de bande.

L'appareil est mis en place, l'arc sous l'aisselle, le demi-bracelet sur l'avant-bras, les deux tiges verticales s'emboitant l'une dans l'autre, l'avant-bras fléchi à angle droit devant le thorax. Les deux extrémités de l'appareil sont fixées, et le coude maintenu à angle droit (fig. 26).

Pour que le point d'appui inférieur existe, l'avant-bras est plié ; il est maintenu dans cette situation par une bande de toile qui fait le tour du poignet d'une part, et qu'on noue derrière le cou d'autre part. On peut encore, d'une façon plus agréable pour le blessé, disposer cette bande à la manière d'Hennequin : la bande de toile, de 3 mètres de long, embrasse l'avant-bras au-dessus du poignet par sa partie moyenne. On réunit les deux chefs et on les noue à trois travers de doigt au-dessus du poignet. Puis on les passe sur les épaules, d'où ils se dirigent obliquement vers l'aisselle opposée en s'entrecroisant en X, ils sont ensuite noués au-devant du thorax. Cette bande de toile doit être bien tendue car elle, se relâche toujours et laisse s'abaisser le poignet.

La fixation de l'arc sous-axillaire est très facile, celui-ci ayant peu de tendance à se déplacer ; il suffit de nouer sur l'épaule la courroie unissant les deux boucles de l'arc et, pour l'empêcher de glisser en dehors du moignon de l'épaule, de fixer cette courroie à l'écharpe thoracique.

La fixation de la plaque anti-brachiale demande un peu plus de précaution ; elle file facilement vers la main. On choisira d'abord avec soin le point d'application ; celui-ci n'est pas forcément tout près du coude ; il peut varier, s'en éloigner, s'il y a une plaie basse du bras, si l'on veut modifier la direction des fragments de l'humérus.

Ce point une fois choisi, le bracelet sera fixé par deux lacs passés dans les deux fentes qu'il présente ; l'un est noué au-dessous de l'avant-bras, l'autre en arrière du bras, au-dessus du coude. Ce dernier surtout est utile pour empêcher la plaque de glisser vers la main. On peut obtenir une fixation définitive en passant sur le bracelet quelques bandes plâtrées.

Le ressort à boudin est mis en tension. — Il faut que la tension soit bien réglée ; pour cela on raccourcit le ressort et on enfonce immédiatement au-dessus de lui la goupille à travers la fenêtre de la tige femelle dans un des orifices de la tige mâle. Le ressort, en se détendant, tend à repousser la goupille et par suite à éloigner les points d'appui de l'appareil.

Surveillance de l'appareil. — Il faut tout d'abord assurer la tension du ressort tant que la réduction n'est pas obtenue. Lorsqu'on a une première fois placé la goupille au-dessus de ce ressort, les muscles cèdent peu à peu et la goupille remonte bientôt de façon à atteindre le bord supérieur de la fenêtre de la tige femelle ; la pulsion du ressort peut alors être insuffisante, il faut donc, durant quelques jours, si cela est nécessaire, descendre la goupille dans un orifice plus inférieur. On appréciera le degré de tension utile d'après la facilité que l'on a de faire glisser les deux tiges l'une sur l'autre, d'après les sensations plus ou moins pénibles qu'accuse le blessé.

Lorsque la réduction dans le sens longitudinal a été obtenue. il est bon de s'assurer aussi par la *radioscopie* s'il n'y a pas bascule d'un fragment ; à l'aide d'une bande passée autour du bras et de la tige de l'appareil, on peut aider encore à une correction plus exacte.

On doit s'assurer chaque jour que l'écharpe thoracique ne s'allonge pas, que la plaque anti-brachiale ne glisse pas. Avec cet appareil, il est facile de soigner les fractures ouvertes de l'humérus et de faire les pansements sans douleurs.

Il existe parfois un léger œdème du bras et de l'avant-bras, qui est le plus souvent sans importance.

Point capital : veiller à ce que le blessé exécute les mouvements suivants ; flexion des doigts, mouvements du poignet (flexion, extension, pronation et supination), abduction du bras.

Dérivés du Delbet. — Heitz-Boyer, Leclercq et Varigard, Grégoire et Alquié ont construit des appareils dérivés du précédent sur lesquels nous ne pouvons insister. Santa-Maria inclut des tiges extensibles dans des pièces plâtrées situées en deçà et au delà de la fracture.

III. — Appareil de Pouliquen

Pouliquen a construit un appareil simple par lequel l'extension continue agit sur le membre placé en abduction. En effet, on sait que le fragment supérieur, dans les fractures hautes de l'humérus, tend à se *mettre en abduction* par con-

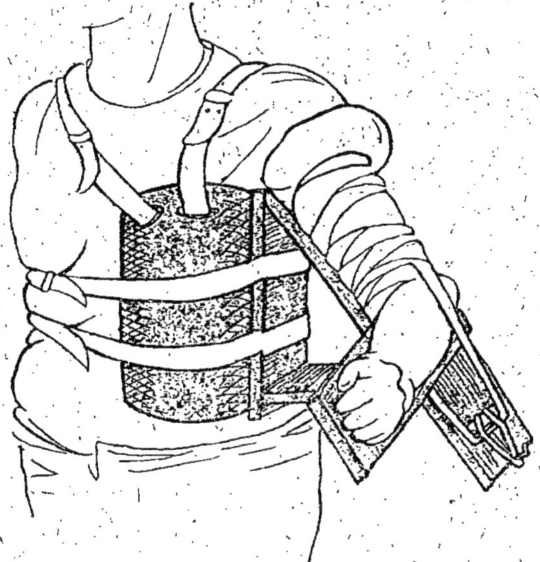

Fig. 27. — Appareil de Pouliquen.

traction des muscles péri-scapulaires ; d'où un déplacement à sinus interne. Il est donc préférable de mettre le bras en abduction, ce qui place le fragment inférieur dans le prolongement du supérieur ; le chevauchement est traité par l'extension continue. Un triangle axillaire en bois soutient le bras en abduction, il est fixé au thorax par une plaque en aluminium ou en zinc.

1° L'attelle thoracique verticale, en bois, mesure 0m26 de haut sur 0m08 de large et 0m01 d'épaisseur (fig. 27) ;

2° Elle est fixée sur une plaque thoracique en zinc ou en aluminium de 0m40 de large sur 0m27 de haut, des fentes ménagées aux angles laissent passer des ceintures et des liens ; l'attelle thoracique en bois est fixée au milieu de cette plaque par des pointes rivées et par le rabattement de ses bords ;

3° Une attelle brachiale en bois de 0m36 de long sur 0m085 de large ; elle fait un angle de 45° avec l'attelle thoracique ;

4° Une attelle anti-brachiale en bois est fixée à hauteur du coude à la précédente qui sera encochée pour la recevoir (0m40 de long sur 0m085 de large) ;

5° Une petite attelle support en bois réunit les deux attelles (brachiale et thoracique) en formant la base du triangle (0m18 de long sur 0m05 de large).

Ces pièces en bois sont réunies par des pointes, leurs bords sont arrondis. Des bandes adhésives, placées sur la partie du bras correspondant au fragment inférieur et fixées par des circulaires de toile, assurent la traction sur le bras à l'aide d'une planchette-étrier ; sur le thorax un tricot et de l'ouate ; le bras et l'avant-bras sont aussi entourés d'ouate. Placer deux lacs ceintures et deux lacs bretelles.

On réduit par une traction avec des poids de 5 à 6 kilos, puis on se contente d'une traction élastique fixée à un crochet placé sur la terminaison de l'attelle brachiale ; une bande fixe le bras et l'avant-bras aux attelles. Durée quarante à cinquante jours.

IV. — Appareil plâtré pour fracture de l'extrémité inférieure de l'humérus chez les enfants

1. — Dans la fracture *supra-condylienne*, on sait que le trait est en général oblique en bas et en avant ; le fragment inférieur remonte en arrière et en haut, le fragment supérieur fait saillie en avant ; c'est la fracture par hyperextension de Kocher qu'on immobilise en flexion.

Réduisez avec anesthésie générale en tirant sur l'avant-bras mis en extension, puis portez cet avant-bras en flexion *forcée* et en supination (l'aide fait la contre-extension en saisissant le bras). Placez alors un appareil plâtré, une gouttière postérieure du membre pendant douze à quinze jours (fig. 28) ; massez et mobilisez ensuite avec douceur et mettez une écharpe. Broca place une attelle plâtrée circulaire embrassant le bras et l'avant-bras.

2. — Plus rarement le trait de fracture est oblique *en bas et arrière* ; le fragment inférieur se déplace en avant ; c'est la fracture par *hyperflexion* de Kocher qu'il faut réduire puis immobiliser en extension (attelle plâtrée antérieure du bras et de l'avant-bras) (fig. 29).

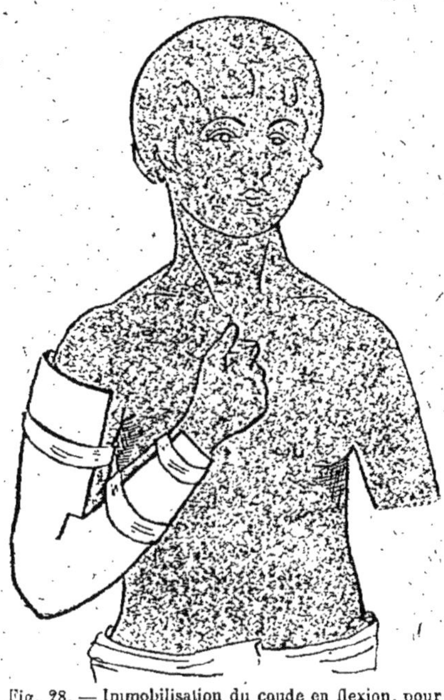

Fig. 28. — Immobilisation du coude en flexion, pour fracture sus-condylienne par hyper-extension.

V. — Indications

Fractures de la tête humérale. — Massage dès le début et écharpe de Mayor.

Col chirurgical et diaphyse. — L'appareil classique est celui d'Hennequin (trente à quarante jours) ; nous avons vu aussi celui de Delbet. Mais, dans les fractures du col chirurgical avec déplacement important, il faut rejeter l'Hennequin, qui immobilise le bras, le long du corps et ne corrige pas l'angulation à sinus interne ; il faut abaisser le fragment inférieur et le mettre dans l'axe du fragment supérieur qui est en abduction horizontale. L'anesthésie générale sera nécessaire et il faut immobiliser le *bras en abduction;* pour cela il faut (surtout chez les enfants) employer l'appareil plâtré *thoraco-brachial* (fig. 62) ; cet appareil comprend un corset plâtré et une pièce plâtrée mettant le bras voisin de l'horizontale ; le coude sera fléchi à 45° et en antéposition légère (Judet) : durée 15 jours chez l'enfant.

Chez l'adulte on mettra le bras en abduction voisine de l'horizontale avec extension continue (appareil de Pouliquen).

Fracture sus-condylienne des adultes. — Même traitement : Hennequin ou Delbet ; immobilisation moins prolongée (30 à 35 jours).

Fracture des condyles avec déplacement. — Réduisez et placez une gouttière plâtrée postérieure sur l'avant-bras fléchi à angle droit pendant 15 jours.

Pour les autres fractures intra-articulaires sans déplacement : écharpe, le coude en flexion à angle aigu, massage précoce.

Fracture du nouveau-né. — Ne pas accoler le bras brisé à la cage thoracique par un bandage même peu serré pour ne pas gêner la respiration. Entourez le bras de lint, quelques tours de tarlatane humide ; repliez ensuite un carton en gouttière qui va d'une articulation à l'autre ; la gouttière ne sera pas circulaire et ses bords resteront écartés d'un travers de petit doigt ; cette gouttière peut suffire, elle est fixée par une bande. Mieux encore, coupez une lame de gutta de 4 millimètres d'épaisseur sur le contour du carton ; réduisez par traction sur le bras, interposez entre le bras et le thorax un tasseau d'ouate, qui permet de fixer le bras après l'emmaillotage ; l'appareil sera laissé 15 jours.

Fractures ouvertes. — Appareil plâtré thoraco-brachial (fig. 62 et 65) à fenêtre ou à anse, ou appareil de Delbet.

CHAPITRE V

APPAREILS POUR FRACTURES DE L'AVANT-BRAS DU POIGNET ET DE LA MAIN

Gouttière platrée antérieure du coude pour fracture de l'olécrane. — *Appareil.* — Trapèze de 14 à 16 épaisseurs de tarlatane ; sa longueur égale celle de l'avant-bras, plus celle du bras ; sa grande base égale les 2/3 de la circonférence du bras, sa petite base égale les 2/3 de la circonférence du poignet.

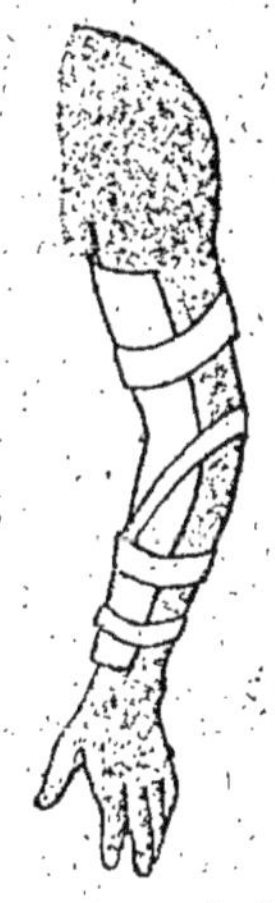

Fig. 29. — Gouttière plâtrée antérieure du coude (fracture de l'olécrane).

Application. — Le membre est dans l'extension, placez la gouttière plâtrée en avant. Desséchez avec une bande de toile. Pour la fixer, mettez deux bracelets de diachylon, de plâtre, ou de bandelette adhésive, l'un au bras, l'autre à l'avant-bras (fig. 29).

Cet appareil est utilisé pour les fractures fermées de *l'olécrane;* abaissez le fragment supérieur olécranien avec une bandelette adhésive qui l'embrasse par son milieu et dont les deux chefs vont s'entrecroiser sur l'avant-bras ; surveillez tous les jours et retendez la bandelette. Massez dès le dixième jour et mobilisez légèrement en soutenant du doigt le fragment supérieur. L'appareil restera en place 20 à 25 jours.

Gouttière platrée du coude et de l'avant-bras. — L'appareil est constitué par un trapèze de 16 à 18 épaisseurs de tarlatane taillé comme il suit :

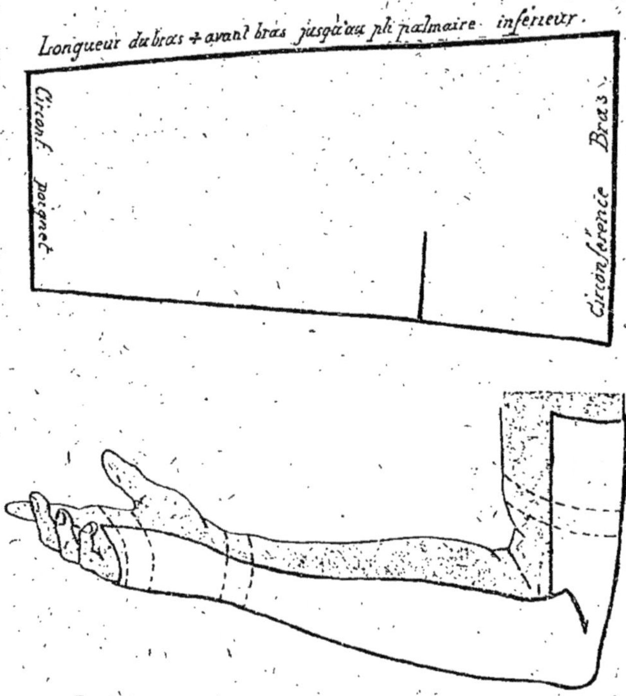

Fig. 30 et 31. — Gouttière plâtrée du coude et de l'avant-bras.

Longueur : la distance qui sépare la partie supérieure du bras du pli de flexion des doigts.

Grande base : la circonférence du bras.

Petite base : la circonférence du poignet.

Sur un des côtés du trapèze, au niveau du coude, faites une entaille intéressant le tiers de la largeur (fig. 30 et 31).

Application. — L'avant-bras étant fléchi à angle droit sur le bras, la main en demi-supination (pouce en haut), placez l'appareil sur le côté interne (cubital) du membre, la fente

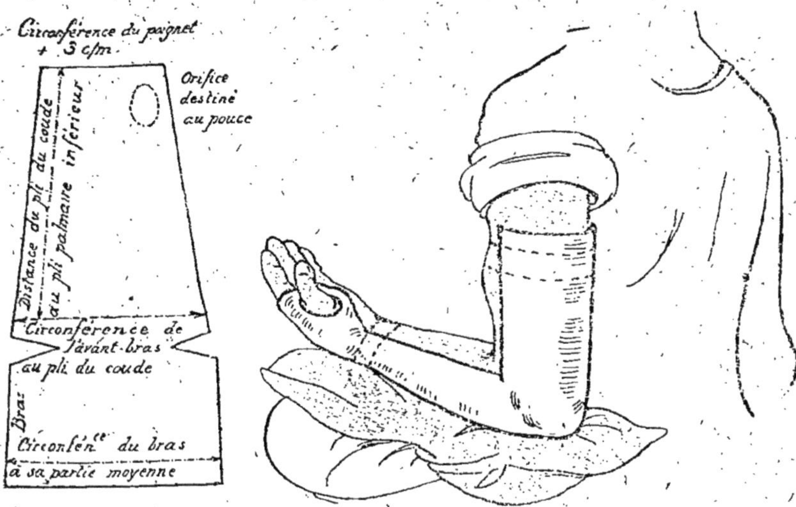

Fig. 32 et 33. — Gouttière plâtrée pour fractures de l'avant-bras. L'avant-bras est en supination.

étant en dedans ; enroulez des bandes de toile et, quand la gouttière est sèche, fixez-la par une bande de gaze ou par des bracelets de diachylon.

Indications. — Immobilisation du coude dans les arthrites ; pour être bien immobilisé le coude doit être fléchi à angle droit, le pouce regardant en haut ; s'il est nécessaire, la gouttière peut s'arrêter au poignet, qui est libre de se mouvoir. Elle peut être utilisée dans certaines fractures de l'avant-bras, comme nous le verrons.

GOUTTIÈRE PLATRÉE DE L'AVANT-BRAS POUR FRACTURES DIAPHYSAIRES. — Dans les fractures diaphysaires de l'avant-bras, il faut immobiliser ce dernier en supination, le plan antérieur du poignet dans le plan de la saignée ; bien entendu il ne s'agit que de la supination anti-brachiale, c'est-à-dire que la paume de la main regarde encore légèrement en dedans, l'humérus ne doit pas intervenir. Le coude sera fléchi à angle droit pour relâcher le biceps et le brachial antérieur. Coude et poignet doivent être immobilisés, sinon on s'expose à voir se reproduire le décalage.

La gouttière sera postérieure et embrassera le tiers inférieur du bras (le coude étant fléchi à angle droit), l'avant-bras, le poignet et le métacarpe ; elle doit permettre la flexion des doigts et laisser passer le pouce ; *l'avant-bras sera en supination*. Le figure 32 en donne le modèle ; elle sera taillée dans une pièce de tarlatane de 14 à 16 épaisseurs.

On corrigera la déviation angulaire en combinant les tractions manuelles avec les pressions directes pendant la dessication du plâtre, la contre-extension étant assurée par l'aide qui tient la partie inférieure du bras.

La position à donner à l'avant-bras est de toute importance; deux conditions sont à réaliser :

a) L'avant-bras doit être en *flexion* à angle droit sur le bras, car le biceps et le brachial antérieur entraînent en avant les deux fragments supérieurs, il faut porter à leur rencontre les deux fragments inférieurs par la flexion qui relâche les muscles fléchisseurs de l'avant-bras.

b) L'avant-bras doit être en *supination* afin de conserver l'intégrité de l'espace inter-osseux et d'éviter l'ankylose radio-cubitale (fig. 33).

Appareil de Hennequin pour les fractures de l'extrémité inférieure du radius. — *Appareil.* — Taillez une gouttière de tarlatane ayant 14 épaisseurs et de la forme d'un trapèze (fig. 34).

Sa petite base = la circonférence de la partie inférieure de l'avant-bras, plus 3 centimètres.

Sa grande base = la circonférence de la partie supérieure de l'avant-bras.

Sa longueur = la distance qui va du pli du coude au pli de flexion des doigts.

Un trou ovalaire médian est fait à 2 centimètres du bord inférieur pour laisser passer le pouce ; l'orifice doit avoir 3 centimètres sur 4 de long ; on peut entailler ses bords.

Arrondir les angles.

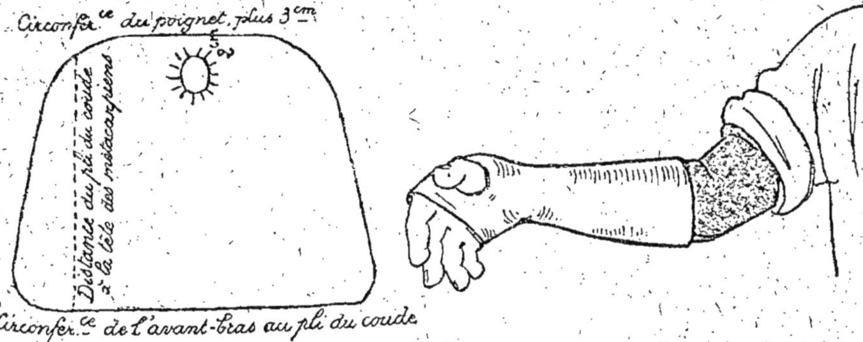

Fig. 34-35. — Appareil plâtré pour fracture de l'extrémité inférieure du radius.

Application. — S'il s'agit d'une fracture de l'extrémité inférieure du radius, réduisez-la d'abord en saisissant la main du blessé avec les deux mains, les pouces placés sur le dos du poignet et appuyant sur le fragment radial inférieur. Pendant qu'un aide fait la contre-extension sur l'avant-bras placé à angle droit sur le bras et mis en pronation, vous tirez sur la main en bas et en dedans (vers le bord cubital), tandis que vos pouces appuient fortement de façon à faire disparaître le dos de fourchette ; l'axe du médius doit se trouver dans l'axe de l'avant-bras. Ajustez sur l'avant-bras une gaine de lint ou un tube jersey. Passez alors le pouce dans l'orifice de l'appareil plâtré et rabattez la gouttière sur l'avant-bras : le bord inférieur ne doit pas dépasser le pli de flexion des doigts. Enroulez la bande en toile et pendant la dessication tenez la main *en flexion et adduction*, c'est-à-dire inclinée vers le bord cubital. L'opérateur étant assis à côté du blessé peut utiliser son genou mis contre le bord cubital du poignet.

Enlevez la bande quand le plâtre sera sec et mettez une bande en gaze ou des anneaux de bandelette adhésive. Le coude et les doigts doivent aisément se mouvoir et le blessé doit utiliser sa main. Il reposera son bras de temps en temps dans une écharpe.

Indications. — Fracture de l'extrémité inférieure du radius : massez dès le quinzième jour ; supprimez l'appareil au vingt et unième. Fracture des deux os de l'avant-bras à la partie inférieure ; arthrites du poignet : mettre la main en extension, position dans laquelle les doigts ont le maximum de force, en cas d'ankylose.

Indications

I. — Main

Fractures des phalanges. — Massez et mobilisez quand il n'y a pas de déplacement. Dans le cas contraire, réduisez en tirant sur le doigt et immobilisez pendant dix à quinze jours

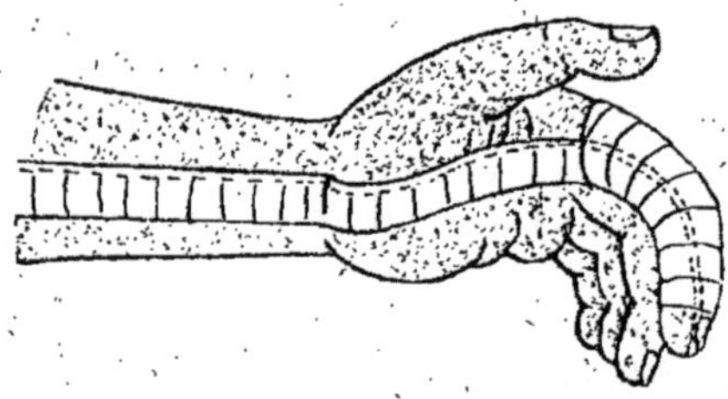

Fig. 36. — Attelle digito-palmaire pour fracture des phalanges.

avec une petite attelle en carton ; ou bien placez le doigt fléchi, sur une bande roulée, en maintenant le doigt par une large bandelette de diachylon évidée au niveau des articulations et collée à la face dorsale à la hauteur de l'ongle, elle est divisée, et les deux chefs remontent latéralement pour se croiser sur le métacarpe (Calmann); massez et mobilisez hâtivement. On peut aussi utiliser une gouttière palmaire en gutta (fig. 36) prenant le doigt, la paume et le poignet et sur laquelle le doigt est fixé après réduction du déplacement ; ou une gouttière plâtrée.

Pour la phalangette, Chassaignac utilisait une cloche en diachylon.

Métacarpiens. — S'il n'y a pas de déplacement, placez un bandage roulé, ouaté et massez. S'il existe un déplacement,

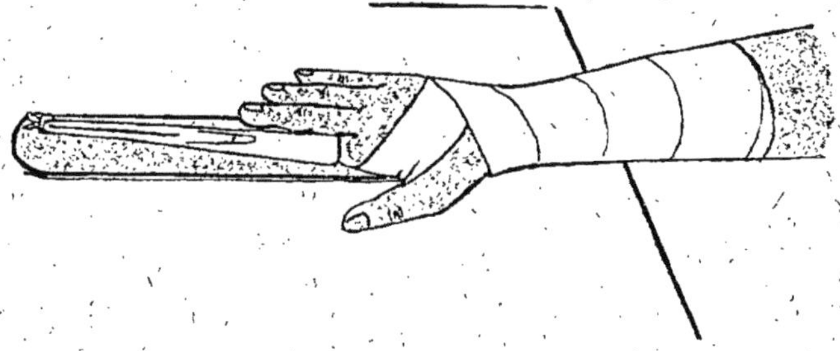

Fig. 37. — Extension continue sur un doigt.

réduisez par des tractions faites sur les doigts et par la propulsion directe ; maintenez par deux attelles en bois ou en carton, matelassées d'ouate et placées l'une sur le dos, l'autre sur la paume. On peut aussi employer un moule en gutta. Vérifiez tous les deux jours, massez au bout de 8 à 10 jours.

Si le déplacement est complexe, extension continue sur le doigt correspondant, la main étant placée sur une planchette, et une anse de leucoplaste étant fixée sur le doigt et se continuant par une anse de caoutchouc fixée à un clou (fig. 37).

Il faut signaler la fracture de la base du 1er métacarpien (Benett), qui simule la luxation ; la réduction est facile par traction sur le pouce en extension forcée, combinée à la pression de haut en bas, mais le déplacement se reproduit ; placez une petite gouttière plâtrée embrassant le poignet et le pouce ; maintenez le pouce en extension et abduction extrême pendant la dessication ; déprimez aussi le plâtre avec le pouce et l'index au niveau du foyer de la fracture ; l'aide tire sur le pouce en abduction forcée. Massez au bout de 15 à 20 jours.

Si le déplacement se reproduit sous le plâtre : placez une planchette avec extension continue sur le pouce.

II. — Fractures du poignet

Fractures du carpe. — (Le col du poignet a diminué de hauteur, il a augmenté d'épaisseur, il existe une saillie anormale, la ligne bistyloïdienne est intacte, etc.) — Dans les fractures du *scaphoïde,* réduisez en portant la main en flexion et en inclinaison cubitale forcée ; avec les pouces appliqués, l'un dans la tabatière anatomique, l'autre sur le dos de la main, on refoule les fragments contre le grand os ; gaine plâtrée dans cette position pendant 15 jours, massez ensuite.

Ablation du fragment déplacé quand la réduction est impossible ou quand la fracture est ancienne.

Pour les *luxations* (semi-lunaire en avant, scaphoïde en arrière), on réduit en tirant fortement sur la main en hyperextension (pour le semi-lunaire) ; on appuie sur la saillie osseuse et on ramène la main en rectitude. Gaine plâtrée pendant 8 jours, puis massage. Ablation dans les cas anciens.

Fracture de l'extrémité inférieure du radius sus-articulaire : 1° *Sans déplacement.* — Bandage roulé compressif, écharpe et massage ; ou bien gouttière plâtrée d'Hennequin pendant 8 jours, puis massage.

2° *Avec déplacement.* — Il existe deux types :

a) La fracture de Pouteau-Colles, la plus fréquente,

par chute sur la main en extension, qui s'accompagne : du dos de fourchette par projection en arrière de l'épiphyse, de pénétration de la diaphyse dans l'épiphyse, et de subluxation en dehors du poignet et de la main par pénétration externe plus importante ; il faut réduire et corriger les trois déplacements.

Pour réduire, placez l'avant-bras sur une table, la main en pronation dépassant le rebord. On tient l'avant-bras d'une main, de l'autre on tire fortement sur la main en la fléchissant vers le bas, un craquement annonce le désengrénement ; on ramène la main en supination et en inclinaison cubitale. Il faut immobiliser avec la main en flexion légère, en inclinaison cubitale forte et en supination (pour s'opposer au décalage du radius).

La contention est assurée par l'appareil plâtré anti-brachial d'*Hennequin*. On lui reproche de maintenir mal la supination car il ne s'oppose pas à la rotation. Aussi certains auteurs préfèrent-ils la gouttière plâtrée qui prend le *coude fléchi*, ou un appareil circulaire ; nous préférons l'appareil d'Hennequin prolongé sur le tiers inférieur du bras et prenant le coude fléchi à angle droit. Immobilisez 25 à 30 jours, puis mobilisez progressivement. Si l'on n'a pu obtenir la réduction, ou si on ne la recherche pas, immobilisez 8 jours pour faire résorber les épanchements, puis mobilisez.

b) La fracture de Goyrand par chute sur la main en flexion, l'épiphyse radiale arrachée se déplace *en avant* (fracture de Pouteau renversée). Réduisez par extension et contre-extension ; portez la main en extension forcée en appuyant avec force les deux pouces sur le sommet de l'angle dorsal. Maintenez par un appareil plâtré de Hennequin pendant 30 jours ; à partir du 20e, mobilisez les doigts et le poignet.

Fractures articulaires du radius (Fractures du rebord radial, marginales, cunéennes, des apophyses). — Le danger étant l'ankylose, et la réduction étant impossible, il faut mobiliser de bonne heure ; dans l'intervalle des séances, gouttière plâtrée.

Dans certaines *fractures par éclatement*, le carpe s'engage dans une fissure osseuse du radius, il faut réduire de toute nécessité et mobiliser à cause de l'ankylose qui menace. Pour cela on utilise l'*extension continue au lit*. Un piton portant une poulie à crochet est vissée à une potence (fig. 49), à un cadre ou à un portique placé en travers du lit, où à une poutrelle du plafond ; la cordelette supporte un poids de 3 kilos qu'on peut réduire à 2 les jours suivants ; le poids du corps fait la contre-extension. L'extension se fait par un gant de fil collé sur la main laissant les doigts libres, ou par une bande enduite de colle rabattue sur les deux faces de la main et fixée par des circulaires au-dessus et au-dessous du pouce. L'appareil est laissé 15 jours et permet la mobilisation du poignet ; on doit éviter les massages directs de la fracture à cause des cals hypertrophiques.

III. — Fractures de l'avant-bras

A. — **Fracture isolée de la diaphyse radiale.** — Le fragment inférieur suit la position de la main ; le chevauchement est rarement considérable ; mais sous l'effet de la contraction du biceps et du rond pronateur le fragment supérieur se déplace en avant et en dedans, de plus il se met toujours en *supination* quel que soit le siège de la fracture, car le muscle biceps l'emporte par sa puissance sur les muscles pronateurs.

Aussi faut-il immobiliser ces fractures en supination ; si l'on néglige cette règle la consolidation se fait vicieusement : le fragment inférieur se met en pronation et le fragment supérieur en supination, c'est-à-dire « à bout de course » (Destôt) ; conclusion : la rotation est impossible, c'est le *décalage* du radius.

Pour corriger le déplacement (chevauchement, supination, angle antéro-interne) on met la main en *adduction forcée*, en *flexion légère* et en *supination;* pour relâcher le biceps le coude sera immobilisé en flexion à angle un peu aigu.

L'immobilisation se fera avec une gouttière plâtrée (fig. 32 et 33), taillée comme nous l'indiquons, ou avec une gaine circulaire allant de la base des doigts au milieu du bras. Pendant la dessication, mettre, pour bien réduire, *la main en supination* (contre le décalage) ; en *inclinaison cubitale* (pour corriger le déplacement interne du fragment inférieur qui rétrécit l'espace interosseux) ; et en légère *flexion* pour relâcher les fléchisseurs. Le coude sera en flexion à angle aigu.

Le port de l'appareil sera de 35 jours ; mobilisez les doigts tous les jours. Méfiez-vous de la rétraction ischémique de Volkmann et des œdèmes de la main indiquant un appareil trop serré, qu'il faudra refaire.

B. — **Fracture isolée de la diaphyse cubitale.** — Quand la fracture est *directe*, il n'y a en général pas de chevauchement. Le fragment supérieur se porte obliquement en arrière et en dehors, entraîné par l'anconé. Le fragment inférieur attiré par le carré pronateur se porte vers l'espace interosseux ; de plus, si la main est en supination, il se décale en rotation externe, pivote sur lui-même de telle sorte que sa face antérieure devient externe ; d'où limitation de la pronation du radius si la consolidation se fait ainsi, et pseudarthroses fréquentes. Il faudra donc pour bien réduire relâcher les muscles pronateurs qui créent le déplacement, et ramener la main *en pronation*, le coude étant en légère extension (*Thèse de Masmonteil*, Paris, 1917). On placera une gouttière plâtrée de l'avant-bras, ou une gaine plâtrée prenant le coude et le poignet en mettant la main en pronation. La fracture est réduite quand le doigt qui suit l'arête cubitale sent que le fragment inférieur s'est placé dans la direction du fragment supérieur. Le coude sera fléchi légèrement, sans arriver à l'angle droit pour annihiler l'action de l'anconé, qui attire le fragment supérieur en dehors et en arrière. Durée 30 jours.

Dans les fractures INDIRECTES, il y a chevauchement, mais en même temps il existe une *luxation de la tête radiale ;* « la luxation est tout, la fracture n'est rien » (Kirmisson), c'est elle qu'il faut d'abord réduire. Pour réduire cette luxation on pratique sous l'anesthésie générale l'extension et la contre-extension manuelles ; le chirurgien embrasse le coude avec ses deux mains et refoule avec les pouces la tête radiale en bas pour la ramener en face de la déchirure capsulaire ; puis il repousse la tête en arrière en même temps qu'on fléchit complètement l'avant-bras. Plâtre en flexion et demi-pronation pendant 20 à 25 jours, puis massage et mobilisation.

Dans les luxations *datant de quelques jours*, la réduction peut être difficile par ce procédé, on peut recourir à l'extension continue comme pour les fractures des deux os de l'avant-bras. S'il s'agit d'un enfant on peut se borner à mobiliser la néarthrose ; chez l'adulte, intervention sanglante : reposition ou résection de la tête radiale ; il est en général inutile de suturer le cubitus.

C. — **Fractures des deux os.** — La pseudarthrose ou le cal vicieux sont les deux écueils de ces fractures qui sont si souvent suivies d'une limitation de la rotation de l'avant-bras. En effet la réduction simultanée des deux os est impossible : le radius se réduit par la supination, le cubitus par la pronation. Mais le radius étant l'os important de l'avant-bras c'est lui qui prime, il faut en assurer la réduction et donc immobiliser en *supination* et en *flexion* (Destot).

Si l'on voulait corriger en même temps le décalage du cubitus (c'est-à-dire sa rotation externe, qui limitera la rotation radiale si elle n'est pas corrigée), on peut faire la suture osseuse de cet os si superficiel et immobiliser aussitôt après en supination (Heitz-Boyer).

Dans ces fractures le chevauchement est important ; si l'on immobilise en position intermédiaire — ce dont il faut se garder — on obtient souvent une synostose avec décalage partiel de chaque os.

Pour réduire, on réunit face à face deux chaises (fig. 38) ; le blessé s'asseoit sur l'une d'elles (ou à côté sur un tabouret surélevé pour que l'avant-bras soit à la hauteur du dossier,

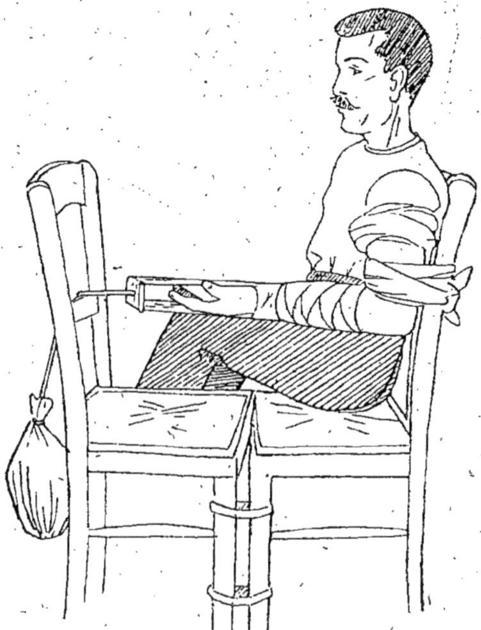

Fig. 38. — Dispositif pour l'extension et la contre-extension de l'avant-bras (d'après Hennequin).

si la contre-extension se fait aussi par des poids). Un étrier de toile avec planchette est appliqué avec de la colle et avec un circulaire collé, au-dessous du foyer de la fracture pour faire l'extension. La contre-extension est assurée par la fixation du bras à la chaise dorsale; un poids de 5 kilos est fixé à une corde partant de l'étrier et se réfléchissant sur le dossier de la chaise antérieure ; la réduction se fait en 10 ou 15 minutes.

L'appareil plâtré est alors appliqué *de la base des doigts à mi-bras :* gouttière du coude et de l'avant-bras, ou appareil circulaire. Ce dernier comprendra : une couche circulaire, deux attelles, l'une antérieure, l'autre postérieure, deux colliers, l'un pour le bras, l'autre à la paume de la main ; un circulaire terminal.

Pour achever la réduction, pendant que le plâtre sèche, on peut appliquer, à l'exemple d'Hennequin, sur l'avant-bras, deux attelles de bois, l'une sur la face postérieure (dorsale), l'autre sur la face externe ; elles sont maintenues par la main gauche pendant que le pouce gauche refoule en arrière et en dehors les fragments du radius. Pendant ce temps la main droite saisit la main du blessé et la porte en *supination*, *adduction forcée*, et légère *flexion*, comme pour les fractures isolées du radius (fig. 33).

Quand le plâtre est sec on sectionne les bandes d'extension et l'on retire les attelles en bois ; l'immobilisation dure 40 jours.

La mobilisation montrera une certaine limitation de la pronation par suite du décalage cubital impossible à éviter (Destot).

Il pourrait arriver qu'à la levée du plâtre le radius soit consolidé, mais non le cubitus. On pourra, dans ce cas, immobiliser l'avant-bras en pronation dans un deuxième temps et la consolidation sera régulière.

D. — **Fractures de l'olécrane.** — Tenez le malade au lit et placez un bandage ouaté compressif, ou une bande de caoutchouc, le membre étant dans l'extension et reposant sur un coussin. Au quatrième jour, massez légèrement par des frictions avec la paume de la main la partie postérieure du coude et placez une attelle antérieure en bois ou en plâtre (fig. 29), le membre étant toujours dans l'extension. Avec une bande de diachylon ou de tissu adhésif s'appuyant à l'aide d'un tampon de gaze en forme de croissant sur le fragment supérieur et s'enroulant obliquement sur lui, on rapproche les fragments. Au dixième jour, commencez à mobiliser légèrement le coude en soutenant avec les doigts le fragment supérieur. Au vingtième, supprimez l'attelle et continuez mouvements et massage jusqu'au quarantième.

La suture osseuse offre de précieuses ressources et de nombreuses indications dans ces fractures, à condition d'avoir une asepsie sûre.

CHAPITRE VI

APPAREILS POUR FRACTURES DU FÉMUR

Il n'est pas de fracture plus difficile à traiter à cause de la puissance des masses musculaires contre lesquelles il faut lutter. Le traitement réside, en son essence, dans *l'extension continue* en *bonne position.*

On peut ranger les principaux appareils de traitement (nous avons vu les appareils de transport) en quatre groupes :

1° Les appareils à *extension et suspension* (appareils dits américains), appareils de choix ;

2° Les appareils à *extension continue* simples (appareil de Tillaux, appareil d'Hennequin) ; l'extension se fait par des bandes de diachylon, par des bandes adhésives ; ou plus nouvellement par un étrier métallique type Finochetto-Chutro à point d'appui calcanéen (peu usité) ; ou enfin dans certains cas difficiles par la broche transcondylienne ;

3° Les *appareils plâtrés*, peu employés, sauf chez les enfants ou dans le cas de fractures ouvertes ; certains auteurs utilisent le plâtre avec extension.

4° L'appareil de marche type Delbet.

Nous aurons surtout en vue les appareils des deux premiers groupes.

Principes directeurs du traitement des fractures du fémur. — L'immobilisation et l'extension continue sont les premiers principes directeurs.

Une bonne immobilisation du fémur comprend celle du bassin, ou bien l'appareil doit s'arc-bouter aux saillies du bassin et se solidariser avec lui. Ceci est surtout vrai pour les appareils de transport ou de marche ; dans les appareils à suspension, ce principe est secondaire.

Il n'y a de bonne extension continue que là où la traction se fait dans l'axe du fragment supérieur. Pour chaque variété de fracture il faut donc étudier le déplacement du bout supérieur et s'adapter à lui : pour les fractures hautes il faudra donc tirer en abduction ; pour les fractures du tiers moyen, il faudra tirer en flexion.

Pour faciliter la traction on doit toujours chercher à mettre le membre dans une position qui tende naturellement à annihiler les forces de déplacement, c'est la position de relâchement : flexion de la cuisse sur le bassin, flexion de la jambe sur la cuisse, flexion plantaire légère du pied (triple flexion).

Les tractions exercées sur le fragment inférieur du fémur doivent se faire directement sur lui et non par l'intermédiaire du genou (à moins d'impossibilité absolue) car la distension ligamentaire du genou entraîne un genou ballant.

I. — Appareils à extension et à suspension

(Appareils américains)

Ces appareils appliquent un principe excellent, peu connu avant la guerre de 1914 : c'est la suspension. Ils réalisent la méthode de choix, qu'il s'agisse de fractures fermées ou de fractures ouvertes, parce que l'extension continue peut s'exercer dans n'importe quelle position ; la surveillance du membre est facile ; ils permettent l'entretien des muscles et des articulations et ils facilitent les soins de propreté.

Principes. — Le blessé est immobilisé dans une gouttière formée de deux tiges métalliques qui partent de la racine de la cuisse pour aboutir au pied, et qui sont réunies par des hamacs de toile que l'on tend et que l'on dispose à volonté, c'est ce qui constitue *l'immobilisation*.

Cette gouttière est fixée à ses deux extrémités par des cordelettes qui vont se réfléchir sur des poulies placées sur un cadre de bois et aboutir à un contrepoids. C'est là la *suspension*. Le blessé peut, grâce à elle, se soulever sans difficultés pour les besoins naturels, et elle permet les pansements.

Enfin on y ajoute la *traction*, qui sera dirigée dans l'abduction que l'on voudra.

L'appareil permet l'abduction maxima, il assure le bien-être du blessé ; il n'y a pas d'eschares ; le membre peut être surveillé à tout instant, la position peut être rectifiée et les fragments dirigés comme il convient ; il ne peut se faire à l'insu du chirurgien aucune déviation anormale.

Construction de l'appareil

Cet appareil est très simple à confectionner, il exige des matériaux que l'on peut se procurer partout (bois, cordes, tiges métalliques).

1° Disposition du cadre. — On prend un lit d'hôpital aussi large que possible et l'on bâtit autour un cadre en bois composé :

a) De montants verticaux de 2^m20 à 2^m50 de hauteur et disposés par paires à la tête et au pied du lit et fixés par des attaches aux barreaux du lit (fig. 39) ;

b) De quatre traverses horizontales qui les réunissent, deux sont à la tête, deux aux pieds, l'une à la partie supérieure, l'autre au tiers inférieur ;

c) On dispose sur ce cadre une *barre horizontale supérieure* qui réunit les deux traverses supérieures ; elle peut se déplacer en diagonale suivant le degré d'abduction du membre :

c'est la *barre de suspension ;* on la fixe par des encoches ou des chevilles aux traverses supérieures ;

d) Une barre transversale dite *barre d'abduction* sera placée au pied du lit et fixée aux montants verticaux ; elle

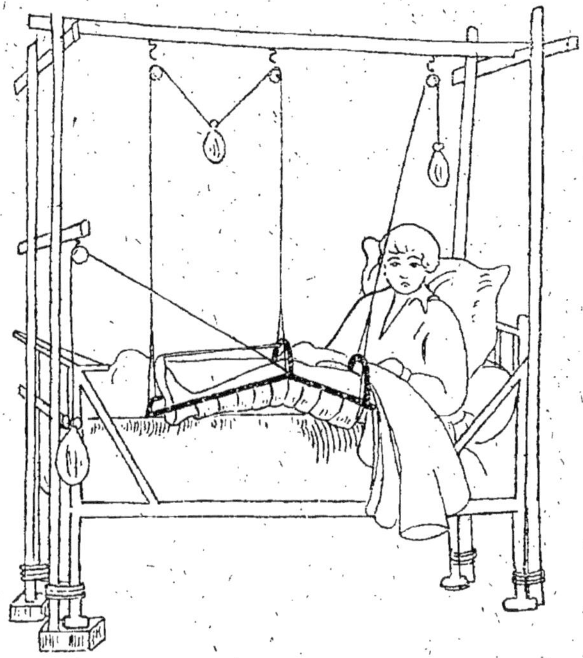

Fig. 39. — Appareil à suspension pour fracture de cuisse.

doit être située un peu plus haut que la partie moyenne et doit *déborder* beaucoup le côté de la fracture.

De plus on placera une planche sous le matelas et on élèvera les pieds du lit avec des plots.

Autre dispositif. — Il comprend un simple portique de suspension formé de deux attelles verticales de 2 mètres de haut sur 0m05 de large et 0m05 d'épaisseur ; elles portent une mortaise où se place de champ l'attelle horizontale, cette dernière mesure 2m10 de long sur 0m06 de large et 0m03 d'épaisseur (fig. 40). A chaque angle supérieur on visse un

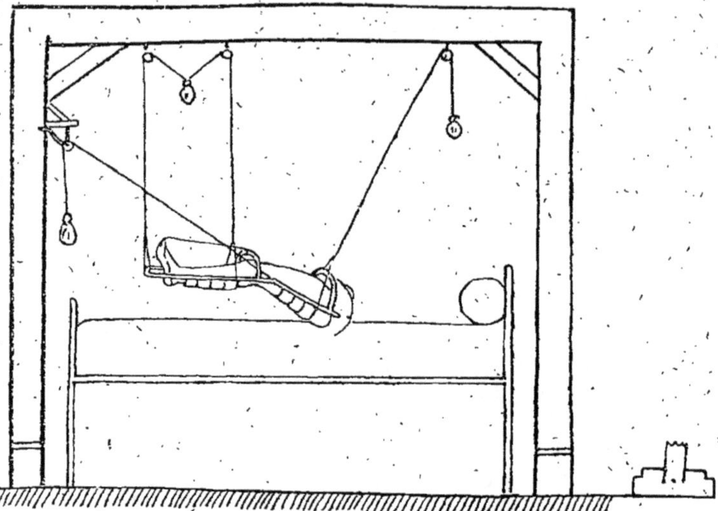

Fig. 40. — Cadre longitudinal pour la suspension des fractures du membre inférieur.

support oblique ; en bas chaque attelle verticale s'enfonce dans la mortaise d'un pied, de 0m70 de long, sur 0m10 de large et 0m06 de haut.

Un autre dispositif est représenté par la figure 41.

2° La gouttière-hamac. — Sa forme est variable ; on peut employer la gouttière de Blacke (voir fig. 7 et 8) qui s'appuie sur l'ischion et que l'on garnit à ce niveau d'ouate et d'une toile imperméable ; à sa partie inférieure se trouve une pédale mobile perforée. La gouttière de Thomas peut aussi être utilisée; ou bien (Leriche) un hamac fait de deux tiges de fer (ou de bois) minces et longues de 0m80 à 1 mètre, un arc métallique faisant pont les solidarise à leurs deux extré-

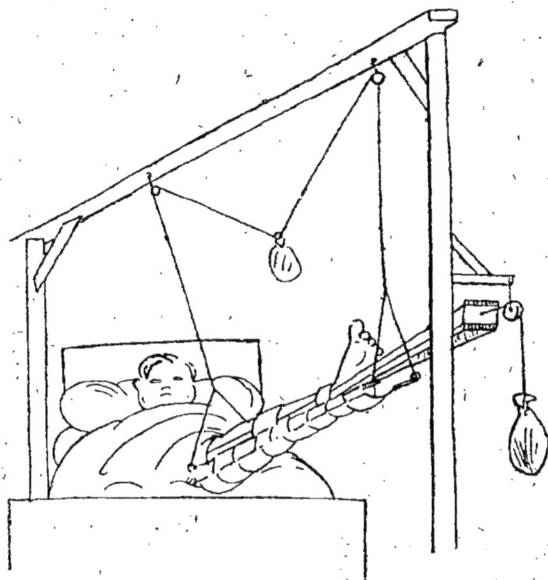

Fig. 41. — Appareil à suspension : extension continue en abduction. Traction de 8 kilos. Pour la clarté de la figure les arcs qui joignent les tiges de fer du hamac n'ont pas été figurés (d'après Leriche).

mités (fig. 42) ; des crochets de suspension sont fixés aux quatre extrémités des tiges. Ce dernier modèle est excellent

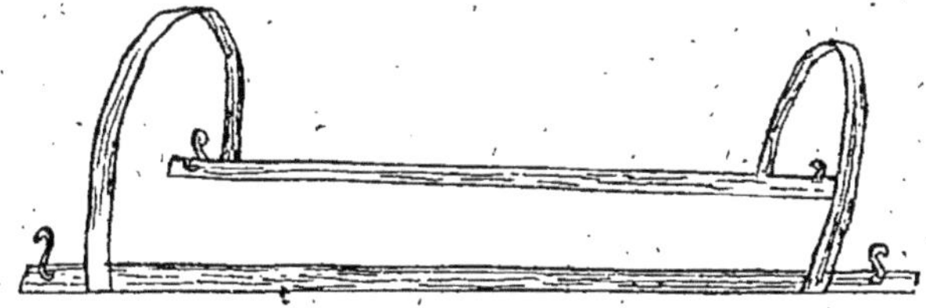

Fig. 42. — Modèle simple de bâti métallique (ou de bois) pour construire le hamac de suspension.

car, des deux anses, l'une, l'inférieure, permet de fixer le pied ; celle d'en haut permet de tirer l'appareil en arrière pour empêcher les glissements.

Le hamac est formé d'une série de bandes de toile larges de 0m15 à 0m20, longues de 0m50 ; elles sont fixées aux branches de la gouttière par des épingles de sûreté.

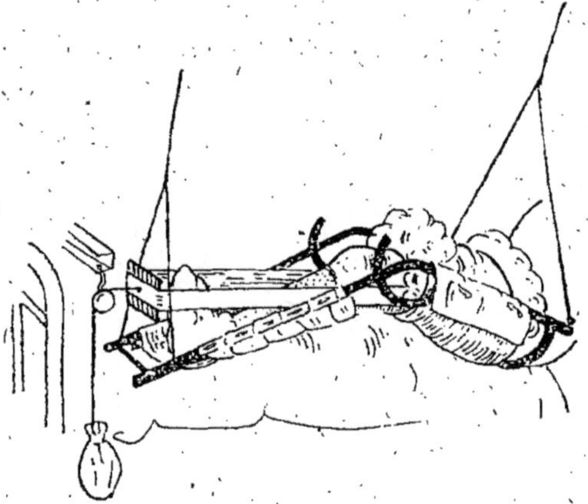

Fig. 43. — Gouttière articulée pour permettre la flexion du genou dans l'appareil à suspension.

Gouttières permettant la flexion du genou. — Toutes les fois qu'on le pourra on devra employer une gouttière permettant la flexion de la jambe sur la cuisse (surtout pour les *fractures basses du fémur*). Leriche utilise une *gouttière articulée* (fig. 43) au genou.

Le cadre tuteur de *Hodgen-Smith* réalise parfaitement ces conditions : une tige de fer rond de 0m08 de diamètre est coudée en U ; la tige interne mesure 1 mètre, la tige externe 1m10 ; largeur en bas 0m15 ; en haut 0m25 ; coudure (à 120°) à 0m40 de l'extrémité supérieure de la tige externe ; deux demi-cercles en fer (fig. 44). Le membre repose en flexion dans ce cadre-hamac constitué par de larges bandes de toile fixées au cadre, qui est équilibré par des poids et des poulies attachées au portique suspenseur (fig. 40).

S'il s'agissait d'une *fracture de jambe*, l'extension continue

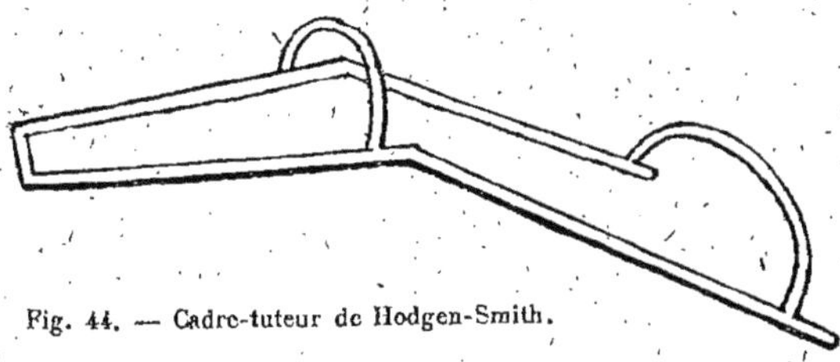

Fig. 44. — Cadre-tuteur de Hodgen-Smith.

se ferait dans l'axe de la jambe, la poulie étant accrochée beaucoup plus bas. Pour une fracture de cuisse, elle se fait dans l'axe de la cuisse et en abduction sur une poulie placée à la traverse du portique près de l'angle correspondant au pied du lit (de 5 à 8 kilos). Pendant les 60 à 80 jours d'immobilisation, on refera l'extension continue si elle se relâche, on mobilisera les articulations, on évitera l'équinisum du pied.

3° LA SUSPENSION. — Des cordes solides sont fixées en les arrêtant aux deux extrémités de la gouttière; elles vont se réfléchir sur deux poulies placées sur la barre de suspension ; le contrepoids se place dans leur partie intermédiaire : il est réalisé par un sac de sable ou de plomb d'environ 6 à 8 kilos, il doit entraîner le membre quand le blessé se soulève.

Les deux cordes de suspension doivent avoir une direction convergente ; il faut chercher la position de choix de manière que la gouttière soit bien en équilibre. Un chariot (plus compliqué) peut remplacer ce simple dispositif. En déplaçant le poids on règle très aisément l'inclinaison du hamac dans le sens vertical.

4º La traction. — Elle est réalisée comme dans les appareils à extension continue classiques, soit avec des bandelettes de diachylon, soit avec des bandelettes adhésives toutes préparées, soit enfin avec des pièces de toile imbibées d'une colle (1) (voir extension continue page 28). Ces bandelettes, disposées en étrier, doivent remonter très haut ; des bracelets circulaires ou une bandelette faisant spirale autour du membre les solidarisent.

On doit laisser les malléoles à découvert ; l'extension se fait à l'aide d'une planchette engagée sous les bandes de traction au niveau de l'étrier ; la corde, arrêtée par un nœud, traverse à la fois la planchette et les bandes, puis elle va passer sur une poulie fixée à la barre d'abduction ; un tube de caoutchouc interposé assure l'élasticité de la traction, qui est réalisée par un sac de plomb de poids variable.

Si l'on veut tirer en flexion, on soignera la mise en place des bandelettes à la cuisse ; on divise les bandes adhésives en bandelettes que l'on entre-croise et on les fixe par quelques circulaires en *évitant de buter contre la rotule*, ce qui est fort douloureux ; la traction en flexion exige des poids moins lourds.

Traction par la méthode d'*Hennequin* : l'attelle de Hodgen étant en place et réalisant la suspension, on peut faire la traction par le lac en 8 de chiffre fixé au-dessus du genou comme la fait Hennequin, après application d'un épais pansement ouaté allant du pied à mi-cuisse ; la compression ouatée du pied empêche l'équinisme.

5º Appareil correcteur du pied. — Le pied a une tendance marquée à se placer en équinisme ; pour y remédier on entoure le pied d'une bande de toile dont les deux chefs vont se fixer à une corde qui va se réfléchir sur deux poulies placées à la barre de suspension et qui supporte un poids de

(1) Une des plus simples est la colle suivante : Colophane : 100 gr. ; Alcool à 90° : 100 gr. ; Térébenthine de Venise : 10 gr.

500 à 600 grammes, on modifie ainsi à volonté la position du pied ; on peut aussi coller à la plante du pied une semelle de toile munie d'une cordelette de suspension (fig. 40) ; enfin, si l'on emploie la gouttière hamac à deux arceaux, on pourra fixer le pied à angle droit sur l'arceau inférieur à l'aide d'une planchette matelassée.

Soins à donner au fracturé. — MISE EN APPAREIL. — Un aide tire fortement sur la cuisse et sur la jambe, un autre soutient le foyer avec ses deux mains à plat, le hamac est alors glissé sous le membre. La gouttière doit remonter aussi haut que possible et prendre la racine de la cuisse. On installe la traction, puis la suspension. Le poids d'équilibration de la suspension doit être de 4 à 5 kilos, le poids est suffisant quand la suspension est réalisée, le membre flotte en flexion sur le bassin. Si le blessé souffre on fera varier la position de la poulie médiane le long de la corde jusqu'à ce qu'on ait trouvé l'équilibre indolore par tâtonnement ; le pied sera entouré de coton et l'appareil d'une couverture de laine pour que le blessé n'ait pas froid.

POSITION DU MEMBRE. — 1° Pour éviter l'incurvation du fémur en bas le hamac de toile doit être suffisamment tendu.

2° *L'abduction* doit être aussi forte que possible afin de parer à la déviation en dehors du fragment supérieur; plus la fracture est haute, plus l'abduction doit être forte (45° à 50°), avec une flexion de 30° sur le bassin. Pour les fractures de la partie moyenne la flexion doit être de 30° à 60°. Pour les fractures basses, la traction doit se faire avec flexion légère de la cuisse, mais avec flexion du genou très marquée ; d'ailleurs la radiographie doit indiquer la position.

3° Le membre doit donc être élevé (traction en flexion de la cuisse à 30°).

4° La traction doit être de 1,500 grammes au début on augmente progressivement de 500 grammes par jour jusqu'à 7 ou 8 kilos (moitié moins avec la double flexion).

5° On évitera la rotation en dedans du segment inférieur

du membre ; pour cela on disposera dans la gouttière des coussinets allongés. On doit veiller au libre jeu des cordes et éviter les frottements. Pour se soulever, le blessé peut saisir avec ses deux mains l'extrémité supérieure de la gouttière en prenant point d'appui sur le dos, le membre inférieur est entraîné par le contrepoids.

Surveillance du membre et du pied. — Chaque jour on surveillera la position du membre ; plusieurs fois par jour il est utile de remonter la gouttière, de vérifier la traction, la suspension, la direction du membre, et la tension du hamac pour éviter les inflexions et remonter le fragment inférieur. Nous savons que l'équinisme du pied doit être prévenu : on fixera le pied à l'arc métallique de la gouttière, ou bien on le soutiendra par une semelle rigide fixée au cou-de-pied, ou bien on le suspendra par une semelle de toile collée à sa plante.

S'il faut faire des *pansements* (fracture ouverte) on défera le segment de hamac correspondant à la plaie.

Tampons réducteurs. — Lorsque les fragments déplacés sont assez longs, on doit les refouler à l'aide de tampons réducteurs placés dans la gouttière. Dans les fractures sus-condyliennes le fragment inférieur sera refoulé en avant par un tampon postérieur ; dans les fractures trochantériennes un tampon externe agira sur le fragment supérieur.

Modifications de l'appareil. — *Fractures de l'extrémité supérieure* (fractures sous-trochantériennes). — Le fragment supérieur est en abduction, flexion et rotation externe ; le fragment inférieur se porte en dedans et subit une certaine ascension. Comme on ne peut agir sur le fragment supérieur, il faut mettre le fragment inférieur dans le prolongement du supérieur. Donc l'extension continue se fera en abduction forcée à 45° ou 50° suivant les indications données par la radiographie. C'est pour ces fractures surtout que l'appareil à suspension est l'appareil idéal ; l'immobilisation sera longue : 100 à 120 jours pour les fractures ouvertes.

Fractures de l'extrémité inférieure. — Ici deux points importants : la bascule en arrière du fragment inférieur due aux jumeaux, et le voisinage de l'articulation du genou. La saillie du fragment supérieur en avant exige la flexion de la cuisse sur le bassin, de plus le genou doit être en flexion. On utilisera donc une *gouttière coudée* au niveau du genou (gouttière de Hodgen-Smith) ; on peut construire une gouttière-hamac articulée et permettant la flexion progressive (fig. 43).

La traction sera effectuée sur le fragment inférieur du fémur, la jambe laissée libre. On fera la traction dans l'axe de la cuisse, qui sera toujours élevée ; pour cela la corde qui réunit les deux chefs va se réfléchir sur une poulie placée à la transversale supérieure du pied du lit. Le pied sera soutenu pour éviter sa chute en avant (fig. 39).

II. — Appareils à extension continue simple

Appareil à extension continue de Tillaux. — Cet appareil, qui n'est qu'un pis aller, mérite d'être cité, car il est resté longtemps classique.

Objets nécessaires. — Des bandes de diachylon au nombre de trois, larges de deux travers de doigt et ayant le double de la longueur du membre inférieur ; trois autres bandelettes plus étroites et plus courtes pour les circulaires. Un poids de 2 à 5 kilos (sac de sable, grains de plomb) ; un lit en fer et une poulie fixée aux barreaux du pied du lit, à défaut fixer un morceau de bois rond et lisse tel qu'un manche à balai. Si l'on n'a qu'un lit en bois, il faut percer un trou à la hauteur du matelas.

En principe il est nécessaire que le plan de la poulie déborde le lit pour éviter les frottements de la corde. On peut imaginer un dispositif comprenant un V formé de

2 lames de bois évidé ouvert en bas ou en haut et permettant le glissement de la corde (fig. 45 *bis*).

Une planchette rectangulaire large de quatre travers de doigt et plus longue que la largeur du pied percée en son centre ; une corde longue de 1 mètre et un petit coussin.

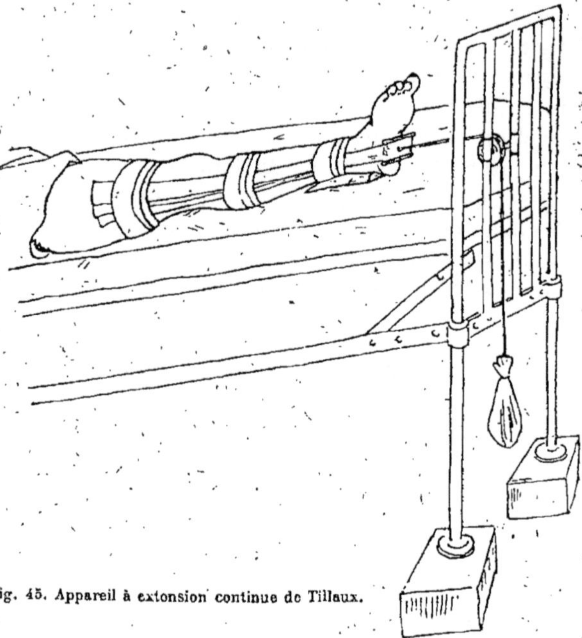

Fig. 45. Appareil à extension continue de Tillaux.

Application. — Sur la planchette, qui est destinée à empêcher le frottement des bandelettes sur les malléoles, appliquez transversalement le milieu des trois bandes superposées et placez-la à 5 centimètres de la plante du pied.

Écartez ensuite les bandes et rabattez-les de chaque côté de la jambe et de la cuisse, de façon à ce qu'elles recouvrent en divergeant en éventail, par leur côté adhésif, les trois quarts de la circonférence du membre ; on les fera empiéter plutôt sur la face postérieure du membre car elles ont toujours tendance à remonter vers la face antérieure ; elles affleureront un peu au-dessous du niveau de la fracture.

Les trois bandelettes plus courtes fixeront les bandes longitudinales en décrivant trois circulaires à la cuisse, à la jarretière et au-dessus de la cheville ; les extrémités supérieures des bandes longitudinales seront rabattues et interposées entre les tours circulaires. Une bande roulée peut aussi les fixer ; évitez que les circulaires ne compriment la rotule. Percez les bandes de diachylon au niveau de l'orifice de la planchette, passez-y une corde fixée par un gros nœud ; cette corde va se réfléchir sur la poulie ou sur le dispositif très simple de la figure 45 *bis*, et supporte le poids (3 kilos, 5 pour un sujet musclé). Une planche est mise sous le matelas, et pour faciliter la contre-extension, faite d'ailleurs par le poids du malade, on soulèvera de 10 centimètres les pieds du lit à l'aide de briques ou de morceaux de bois. Un petit coussin d'ouate sera placé sous le tendon d'Achille afin d'éviter la douleur produite par le frottement du talon, qui portera ainsi à faux.

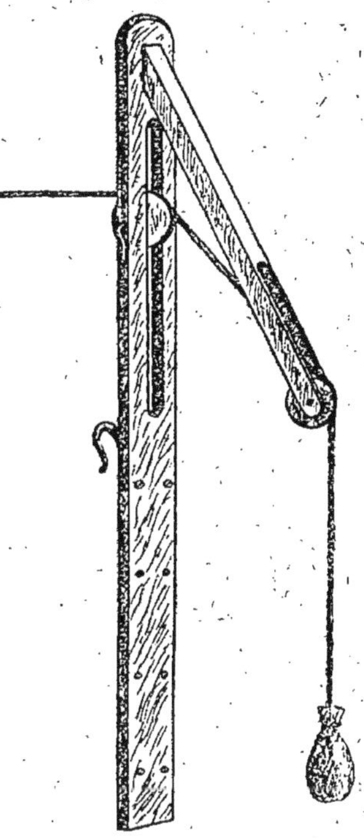

Fig. 45 *bis*. — Dispositif se fixant au lit pour éviter les frottements de la corde dans l'extension continue; les poulies peuvent se fixer à des niveaux différents correspondant au pied.

Surveillance de l'appareil. — L'appareil ne doit pas glisser ; on luttera contre la rotation externe du pied, qui devra être maintenu droit, on contrôlera le libre jeu de la corde ; les couvertures seront écartées par un cerceau. La traction devra se faire en abduction. On veillera à ce que les bandelettes ne se décollent pas. Le blessé peut soulever son siège en prenant appui sur le membre sain fléchi.

Traction sur planchette a arêtes et avec T en bois. — Cette traction utilisée par Roux et par Curtillet

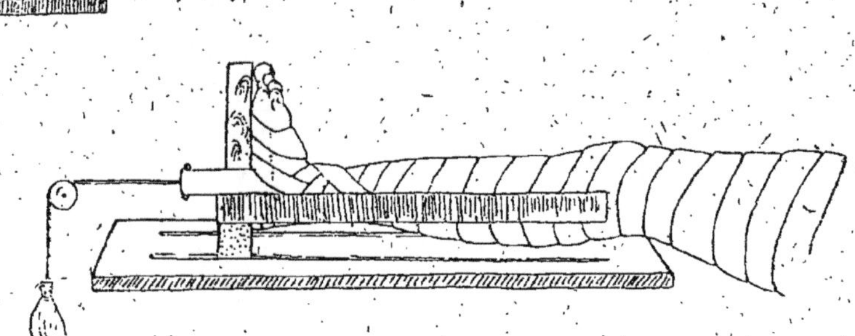

Fig. 46. — Traction continue sur planchette à arêtes et avec T en bois.

(*Prov. Méd.*, 1913, n° 5) se fait par une extension continue remontant *jusqu'à la racine du membre :* la traction n'agit en effet qu'indirectement sur le squelette, par l'intermédiaire des muscles ; il faut donc triompher de leur contracture par l'élongation ; elle doit de plus être forte d'emblée, 7 à 8 kilos vers 10-12 ans, 10 à 12 kilos chez l'adulte. Enfin elle doit être *réelle*, c'est-à-dire qu'elle ne doit pas être annihilée en partie par le contact du talon et de la corde avec les draps. On utilise le dispositif très simple suivant : une planche de bois, large de 0m20 environ, est munie sur une de ses faces, et dans le sens de la longueur, de deux arêtes triangulaires en bois dur (fig. 46). Sur ces arêtes repose un T en bois renversé (L), dont la tige verticale se place contre la plante du pied ; à sa base, passe en anse une lame de zinc qui s'applique sur les faces latérales du membre.

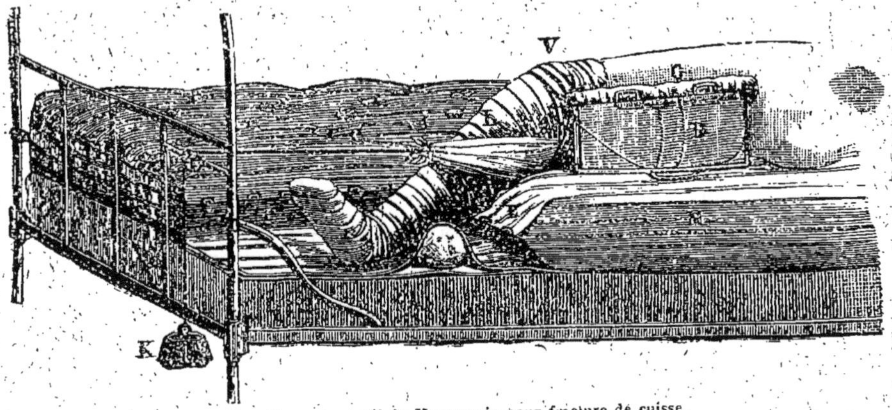

Fig. 47. — Appareil de Hennequin pour fracture de cuisse.

L'appareil à extension étant d'abord appliqué, on fait passer la branche verticale du T entre le pied et l'étrier de traction, la bande de zinc s'applique de chaque côté du membre : une simple bande de toile suffit à la maintenir ; la planche est glissée sous la jambe, le talon ne porte pas sur elle ; aucun contact n'a donc lieu ; la cordelette passant un peu au-dessus du plan du lit se réfléchit directement sur la poulie.

Appareil de Hennequin (traction en demi-flexion). — *Objets nécessaires.* — Un lit de fer, une poulie ou une bobine, une corde de 1m50, une serviette pliée en cravate ; une *gouttière métallique courte* (1) (fig. 47) pour la cuisse, cette

(1) Cette gouttière comprend des modèles de grandeur différente pour les adultes et les enfants. On peut l'improviser avec du plâtre, du treillage en fil de fer, du zinc, des attelles et un drap fanon.

gouttière est échancrée à son extrémité inférieure pour loger la face postérieure de la jambe, elle sera recouverte d'une serviette pliée en deux et garnie d'ouate entre les deux plis de la serviette. Il faut encore une livre et demie d'ouate divisée en rouleaux de 0m20 de large, un poids connu, deux bandes en toile de 10 mètres. La contre-extension est assurée par le poids du corps et l'élévation des pieds du lit.

Application. — 1° Enveloppez le membre, des orteils à mi-cuisse, avec de l'ouate et une bande de toile ou de flanelle, sans trop de pression, pendant qu'un aide placé au pied du lit tire sur le membre et le soutient.

2° La serviette, pliée en cravate, est appliquée par son milieu au-dessus de la rotule, sur la cuisse ; ses deux chefs se croisent dans le creux poplité, ils sont ramenés au-devant de la jambe et noués à distance (huit de chiffre) (fig. 47).

3° Le matelas a été décousu à l'avance du côté malade jusqu'au niveau du creux poplité, et la laine en est enlevée sur une largeur de 30 centimètres ; réunissez les deux toiles à la limite de la laine avec des épingles anglaises ; il est même bon de refouler la laine en haut pour donner plus d'épaisseur et de rigidité à la partie du matelas qui supporte la cuisse ; il en résulte un espace quadrangulaire où va se loger la jambe fléchie à 40°.

4° La gouttière de Hennequin, garnie de la serviette ouatée, sera glissée sous la cuisse et fixée par deux courroies passant sur la cuisse. On dispose encore de l'ouate dans la gouttière pour bien entourer la cuisse et ne pas laisser de vide, et l'on ramène par-dessus un des bords de la serviette.

5° Attachez une corde au nœud de la serviette et réalisez la traction avec la poulie et un poids de 2 à 5 kilos. Commencez par 2 kilos ; tous les jours, ajoutez 1 kilo de façon à arriver à 4 kilos chez les femmes et à 5 ou 6 chez les hommes.

On peut encore mettre sur la face antérieure de la cuisse une attelle de bois ouatée de 35 centimètres de long pour empêcher la saillie des fragments et boucler par-dessus.

Le malade peut s'asseoir ; vérifiez souvent l'appareil ; si le membre se porte en rotation externe, on fixera la corde en dehors du nœud de la serviette et inversement. Durée 50 à 60 jours, marche du 90e au 100e jour.

Cet appareil est supérieur à celui de Tillaux car il permet au malade de s'asseoir dans son lit ; de plus le genou est demi-fléchi, ce qui diminue la raideur consécutive et permet un meilleur relâchement des muscles de la cuisse. Si le talon frotte sur le sommier on place un rouleau d'ouate sous le tendon d'Achille. Les résistances dues au frottement sur le lit sont très diminuées ; on mettra aussi de l'ouate sur la tête du péroné pour éviter les pressions douloureuses du lac extenseur. L'appareil permet enfin mieux la traction en *abduction* si nécessaire à cause de l'abduction du fragment supérieur. De plus, ce fragment supérieur étant en rotation externe par suite de l'action des muscles pelvi-trochantériens, on laissera un certain degré de rotation externe au pied pour permettre la rotation correspondante du fragment inférieur.

III. — Extension continue et plâtrée

Cette méthode résulte de l'association de deux méthodes bien connues ; proposée pour la coxalgie avec de bons résultats, on l'a appliquée aussi aux fractures de cuisse (Calot, Mayet, *Presse Méd.*, 1918, p. 255).

De même que les os se déplacent sous les meilleurs appareils plâtrés, sous eux aussi ils obéissent à l'extension continue.

1° On place d'abord l'appareil à extension continue sur la peau (bandes collantes).

2° Par-dessus ces bandes on dispose une mince couche d'ouate qui est destinée à faire une zone neutre de glissement.

3° Sur le tout on applique l'appareil plâtré. Celui-ci encastre en haut le bassin et remonte très haut jusqu'à la région des côtes ; il descend à mi-jambe (ne pas oublier l'abduction).

Contre-extension en élevant les pieds du lit et avec une bande prenant la racine de la cuisse en cravate.

La traction peut aussi se faire par l'intermédiaire d'un segment de l'appareil plâtré, le segment inférieur ; une cravate de contre-extension, placée *sous le plâtre à l'aine*, retient le bassin. On adapte la traction sur le plâtre au-dessus du genou, les condyles étant bien modelés, de telle sorte qu'en tirant à ce niveau on tire sur le fragment inférieur, qui fait corps avec l'appareil plâtré : un circulaire de cordelette et deux cordes latérales aboutissent au poids.

Cette méthode serait excellente pour les fractures de cuisse chez l'enfant, qui supporte mal l'Hennequin (ne pas craindre 5 et 6 kilos) ; le petit malade peut être soulevé d'une pièce, le plâtre ne glisse pas dans le lit, l'axe de traction est toujours conservé.

IV. — Indications

Fracture du col du fémur chez les vieillards. — Il faut avant tout éviter les complications mortelles dues au decubitus. Faites garder le lit pendant 10 à 15 jours seulement, — de préférence dans une gouttière de Bonnet — sans oublier le massage. Puis faites asseoir dans un fauteuil et marcher progressivement avec des béquilles.

Fracture du col chez l'adulte (extra-capsulaire). — Quand le sujet est jeune, que la fracture soit engrénée (télescopage des fragments) ou que les fragments soient libres, il y a intérêt à réduire correctement. Il faut essayer la réduction *ad integrum* car la pseudarthrose de la hanche entraîne boiterie et douleurs. On pratiquera l'extension continue en abduction pendant deux mois soit par l'appareil américain, soit avec celui d'Hennequin.

Si dans ces deux variétés il y a un grand déplacement, Pierre Delbet conseille *l'enchevillement transcervical* sans arthrotomie. Une vis est enfoncée sous anesthésie locale à travers le grand trochanter, le col et pénètre dans la tête fémorale.

La fracture du grand trochanter avec déplacement s'immobilise en abduction et avec l'extension continue.

La fracture du petit trochanter nécessite la flexion de la cuisse et la rotation interne, soit avec la suspension et l'extension continue de l'appareil américain, soit avec un spica plâtré.

Fracture sous-trochantérienne Extension continue en suspension, avec abduction extrême, si possible sur les deux cuisses. — Desmarets (*Presse Médicale*, 1919, nº 22) recommande dans ces fractures l'extension continue rectiligne *bilatérale* avec *abduction bilatérale*. Si le lit est trop étroit on met une planche ou on accole deux lits. Les deux membres sont symétriquement placés en abduction de 40 à 50° ; le poids ira progressivement à 6 et 10 kilos. Durée 50 jours, lever au 60e.

Fracture de la diaphyse. — Une seule méthode : c'est l'extension continue. L'ancien *traitement classique* consiste à faire l'extension continue, le membre étant dans l'abduction, avec l'appareil de Tillaux ou celui d'Hennequin (qui est meilleur) et en employant de 3 à 5 kilos pendant 50 à 60 jours ; de temps en temps on mobilise le genou et le cou-de-pied ; on masse ensuite le membre après la levée de l'appareil, mais il ne faut pas laisser marcher avant trois mois, le cal n'est même bien solide qu'au quatrième.

Ces méthodes sont l'objet de vives critiques : on leur reproche de laisser persister un raccourcissement notable, de ne pas réduire les déviations latérales, d'exposer le genou et le pied aux raideurs. L'appareil de Destot fléchit verticalement la cuisse sur le bassin ; celui de Delbet permet la marche, mais son application est délicate.

La méthode de suspension américaine avec traction continue, position de flexion de la cuisse sur le bassin, flexion du genou et légère abduction, est actuellement considérée comme la méthode de choix, nous en avons donné les raisons.

Fracture sus-condylienne. — L'appareil d'Hennequin a une action trop limitée car le fragment inférieur est trop petit, et il ne corrige pas la bascule en arrière de ce fragment. Si on l'utilise, massez et mobilisez de bonne heure.

Meilleure est la suspension américaine avec traction, mais avec surtout flexion de la cuisse et du genou (gouttière de

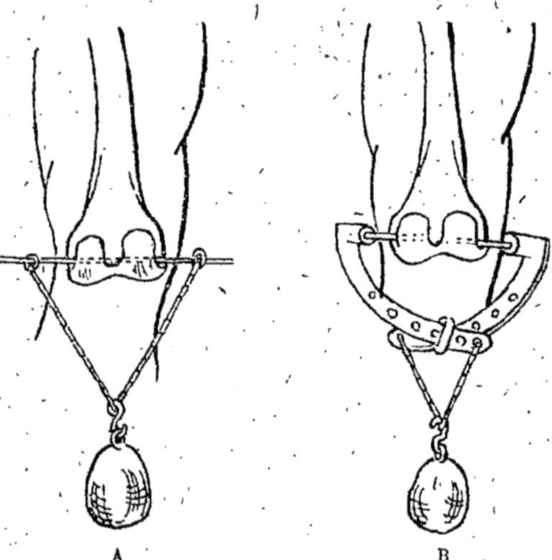

Fig. 48. — Broche de Steinmann. A. broche unique perforant les condyles. B. tiges séparées réunies par une articulation.

Hodgen-Smith). Durée : 60 jours de traction chez les jeunes et 90 chez les sujets plus âgés. S'il y a *irréductibilité* il reste la suture osseuse ou la broche transcondylienne de Steinmann (excellente pour Leriche). Ce procédé *de la broche de Steinmann* permet de tirer directement sur le fragment inférieur. Les deux condyles fémoraux sont traversés par une solide tige d'acier aux extrémités de laquelle on fixe des lacs extenseurs ; la tige est enfoncée directement à travers la peau, sans incision, à l'aide d'un maillet ou d'un perforateur sur lequel on la monte, l'anesthésie locale suffit (fig. 48).

Pour éviter de traverser de part en part les condyles on peut employer deux tiges perforantes réunies par une articulation (B fig. 48), on les place séparément. Willems emploie deux vis munies d'un crochet avec deux chaînettes et un étrier ; il suffit de 8 à 10 kilos ; le membre repose dans une attelle de Thomas ou de Blacke ; on peut combiner la flexion de la cuisse et surtout celle du genou (Fresson, Société de chir., 1918, p. 1668, et Revue de chir., 1918, n° 9).

Fractures du fémur chez l'enfant. — 1° *Chez le nouveau-né et le nourrisson.* — Deux attelles de carton ou de gutta-percha ramollie dans l'eau chaude, l'une antérieure, l'autre postérieure, sont moulées sur le membre et fixées par un bandage spiral ouaté. Le feuille de carton ou de gutta repose sur une couche de lint ou d'ouate et va du genou à l'aine pour l'antérieure, du genou au pli fessier pour la postérieure.

2° Si chez le *nourrisson* il y a fracture avec déplacement on s'adressera à l'appareil plâtré, ou mieux à l'extension continue, qui permet les soins de propreté. Cette extension peut se faire en fixant l'enfant en position horizontale sur la planche de Froelich, taillée aux dimensions de l'enfant et qui permet de l'allaiter et de le promener. Un corset bouclé fixe le tronc ; un tube de caoutchouc tire sur la planchette de l'étrier à la Tillaux. Bryant conseille la traction du membre placé en position verticale (flexion de la cuisse, d'où relâchement musculaire), et suspension à une potence en bois fixée au lit, qui porte une poulie où passe une ficelle avec un poids de 1 à 2 kilos.

3° Chez un jeune enfant de 1 à 5 ans l'extension continue est fort difficile en raison de son indocilité. Appliquez un grand appareil plâtré analogue à celui de la coxalgie ; auparavant réduisez sous chloroforme ; *modelez* soigneusement l'appareil autour des crêtes iliaques, de l'ischion, des condyles fémoraux et de la rotule ; laissez l'appareil 40 jours et faites marcher du 50 au 60e.

4° Au delà de cinq ans, c'est encore l'extension continue

qu'il faut employer ; mais on doit redouter les irritations cutanées produites par les adhésifs. Aussi utilise-t-on fréquemment la *botte ouatée* : on enroule d'abord une couche d'ouate des orteils à la racine de la cuisse ; par-dessus appli-

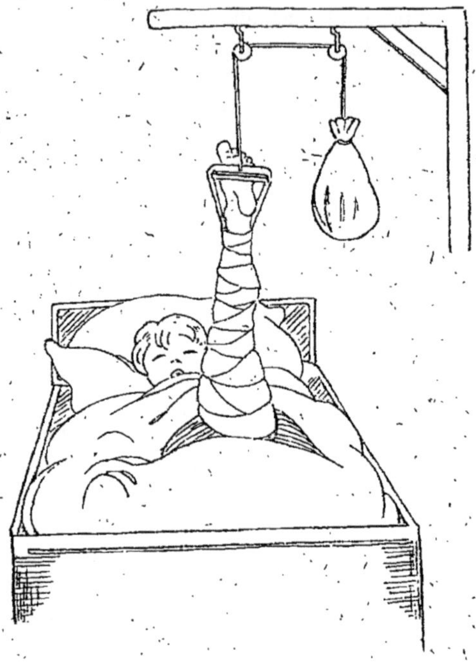

Fig. 49. — Suspension verticale et extension continue pour fracture de cuisse chez l'enfant.

quez une bande de toile avec des renversés ; sur cette botte fixez les anses de diachylon.

Mais on sait combien aisément les bandes glissent sur le coton ainsi que sur l'étrier : on peut constituer l'étrier par une très longue bande de toile mise sur la peau et remontant bien plus haut que la racine de la cuisse ; on enroule une bande de crêpe Velpeau alternativement sur et sous la bande de toile ; en haut retournez la bande de toile en Z, plusieurs fois, de la cuisse au genou ; attachez le poids à l'étrier avec un S de tapissier.

On peut encore appliquer les bandes de diachylon directement sur la peau, mais le côté enduit tourné en dehors ; une bande de toile les fixera.

Au-dessous de dix ans les poids seront de 1 à 3 kilos ; au-dessus on peut aller à 3 et 4 kilos.

Un corset à boucles, fixées sur les épaules et le bord inférieur, immobilisera le malade et réalisera la contre-extension ; un tissu imperméable recouvert d'une alèze sera indispensable sous le siège de l'enfant ; de même un tissu imperméable devra recouvrir la cuisse pour protéger l'appareil.

On s'adressera à la méthode de Tillaux ou à celle d'Hennequin ; beaucoup d'auteurs conseillent l'extension continue sur le membre en *position verticale* (fig. 49), ce qui facilite les soins de propreté. Le poids du corps fait la contre-extension ; l'extension se fait par des bandes adhésives, un poids et une cordelette qui se réfléchit sur une poulie accrochée à une potence ou un portique (30 à 35 jours, lever au 55e). La traction met la cuisse en abduction en donnant une position oblique au bassin, c'est-à-dire en couchant le blessé *sur le côté* sain.

CHAPITRE VII

FRACTURES DE JAMBE

Appareil de Delbet. — Attelles de Maisonneuve — Gouttière d'Hergott Indications

I — Appareil de Delbet

Principes de la méthode. — Pierre Delbet a construit son appareil en vue de la reprise précoce de la marche par le jeu actif des muscles, des tendons et des articulations du membre fracturé. C'est un appareil contentif et ambulatoire; on peut s'en tenir au seul rôle contentif. Cet excellent appareil combine :

1° La réduction des déplacements par l'extension temporaire;

2° Le maintien de cette réduction et la contention des fragments par le même appareil, qui permet aussi là marche.

Les *deux points d'appui* supérieur et inférieur sont fournis :

Le supérieur par l'évasement tibial ;

L'inférieur par les saillies malléolaires.

Ces deux points d'appui sont utilisés par deux colliers plâtrés moulés sur ces saillies et les dépressions sus et sous-jacentes. Ils sont réunis par deux attelles plâtrées latérales qui servent de tuteur au squelette et assurent la contention.

Les *colliers* sont constitués :

1° *Collier supérieur :* bande de tarlatane de 16 épaisseurs, longue de 0m65 et large de 0m05 ; elle doit faire 2 fois le tour de la jambe.

2° *Collier inférieur :* bande de tarlatane de 16 épaisseurs, de 0m65 de long, mais de 0m12 de large. On conserve le tiers moyen seul de cette pièce, de façon à former comme une

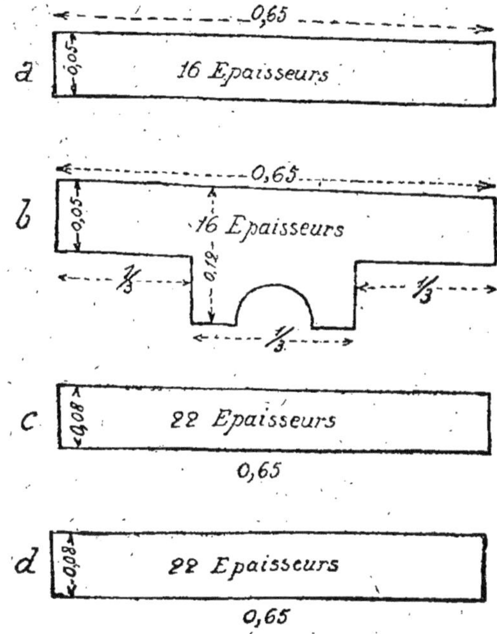

Fig. 50. — Attelles de tarlatane pour la construction de l'appareil de Delbet. *a*) Collier tibial. *b*) collier sus-molléolaire avec chape talonière. *c* et *d*) Attelles latérales jambières.

chape enveloppant le talon, ses bords libres correspondent au bord antérieur des malléoles ; les parties situées de chaque côté de la chape doivent n'avoir que 0m05 de large. On évide en demi-cercle la partie inférieure de la chape afin d'éviter la douleur talonnière (fig. 50).

3° et 4° *Attelles latérales*. Chacune est constituée par une bande de tarlatane de 22 épaisseurs, longue de 0m65 sur 0m08 de large. Elles sont beaucoup plus longues que le membre, de façon à pouvoir être repliées dans leur partie inférieure, ce qui renforce la partie malléolaire.

Pour modeler et fixer l'appareil pendant la dessication du plâtre sans être obligé de soulever le membre et de supprimer la traction on prépare un « Scultet ». Pour cela une série de bandelettes longues de 0m30 sont imbriquées en se recouvrant partiellement de haut en bas et placées sur une serviette ; les bords du Scultet sont enroulés autour d'une attelle en bois afin d'éviter le déplacement des bandelettes (fig. 53).

Objets nécessaires (pour la réduction et l'application du plâtre).

1. Appareil de Scultet.
2. Bandelettes de toile pour la construction de l'étrier.
3. Une aiguille et un fil fort.
4. Une bande de toile roulée servant de poulie (ou un corps rond cylindrique).
5. Deux attelles latérales et deux colliers découpés dans une pièce de tarlatane et cousus.
6. Corde de 1 mètre.
7. Poids de 15 à 20 kilos.
8. Deux briques pour surélever le pied du lit ou de la table.

Application de l'appareil. — Il faut : *a)* réduire la fracture par extension mécanique momentanée ; *b)* appliquer l'appareil plâtré.

Marche à suivre :

1° Commencer le traitement le plus tôt possible ;

2° Coucher le blessé sur une table longue de 2 mètres en surélevant par les deux briques l'extrémité de la table qui correspond aux pieds ;

3° Vaseliner le membre ;

4° Glisser sous la jambe le Scultet ;

5o Coudre l'étrier de traction;

6o Attacher le poids au moyen d'une corde à l'étrier;

7o Préparer la bouillie plâtrée et y tremper les pièces de tarlatane;

8o Appliquer l'appareil :

a) Glisser le collier inférieur et le collier supérieur;

b) Appliquer les tuteurs latéraux;

c) Fermer le collier inférieur en ménageant avec le pouce une sorte d'ogive à sa partie antérieure et appliquer les bords de la chape sur la partie inférieure des tuteurs latéraux;

d) Fermer le collier supérieur.

9o Entourer le plâtre par les bandelettes de toile du Scultet;

10o Supprimer l'extension et enlever l'étrier quand le plâtre est bien pris;

11o Enlever les bandelettes de toile au bout de 24 heures.

12o Faire exécuter au bout de 24 heures des mouvements d'extension et de flexion du cou-de-pied, journellement. Si on le désire, faire marcher au bout de trois jours d'abord avec des béquilles, puis avec une canne suivant l'importance de la fracture;

13o Enlever le plâtre au bout de 35 à 40 jours.

A. — **Réduction de la fracture par l'extension momentanée.** — Le blessé est mis sur une table de bois longue de 2 mètres, les pieds surélevés pour assurer la contre-extension. On construit un *étrier* soit avec une bande de toile longue de 0m50, large de 0m06, et fendue en son milieu sur une hauteur de 0m08, on la glisse sur le pied, puis on la place transversalement sur le cou-de-pied et on le retourne (fig. 51). On peut aussi coudre trois bandelettes en toile : l'une (0m20 sur 0m03) placée sur le dos du pied devant l'articulation de la cheville; l'autre (0m20 sur 0m03) embrasse le talon au-dessus du calcanéum, leurs extrémités arrivant à la pointe des malléoles; la troisième (0m35 sur 0m03) les réunit en formant étrier (fig. 52), elle est cousue aux deux précédentes sous les pointes des malléoles; pour les coudre on remonte l'appareil vers la jambe.

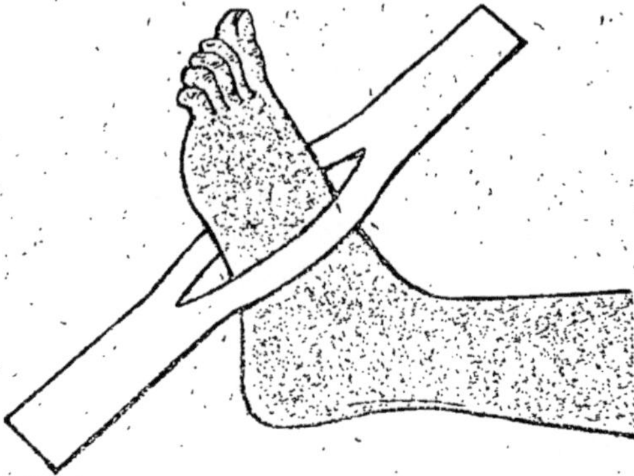

Fig. 51. — Étrier improvisé avec une bandelette de toile fendue, le pied sera glissé à travers la fente et les chefs rabattus sur les malléoles.

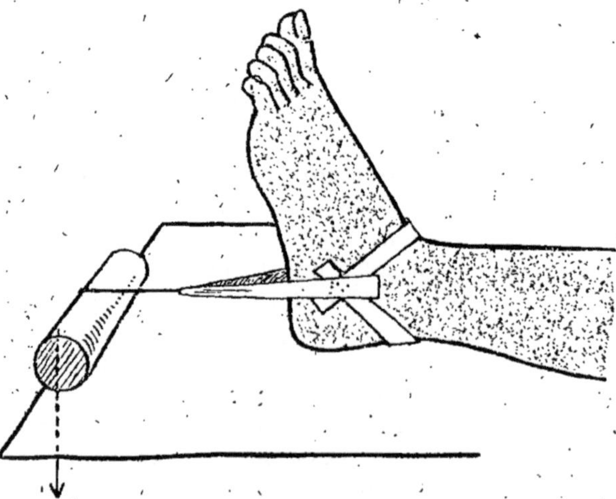

Fig. 52. — Étrier à trois bandelettes pour l'extension continue

On attache à l'étrier une corde et un poids de 12 à 18 kilos ; la corde se réfléchit au bout de la table sur un corps cylindrique : rouleau de toile, billot, bouteille, etc. (fig. 53).

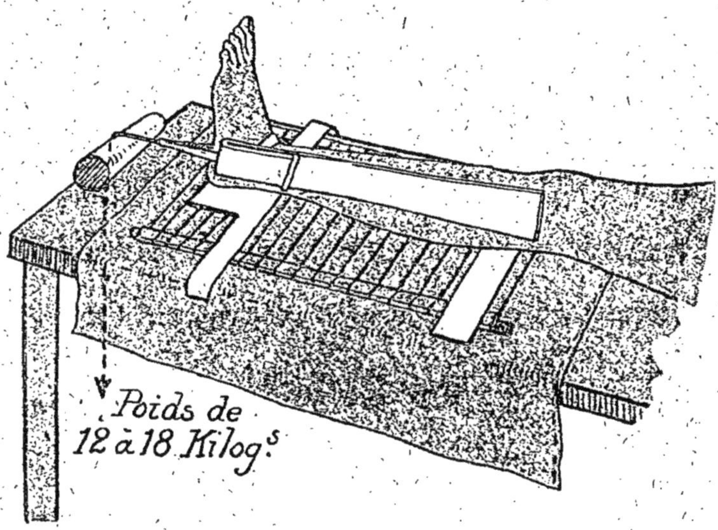

Fig. 53. — L'extension continue est installée ; les colliers ont été glissés, on applique l'attelle latérale, dont l'extrémité inférieure est repliée sur une hauteur de 0m10 (Delbet).

Sous cette traction la réduction de la fracture se fait progressivement ; on est averti de la disparition de la contracture musculaire par la mollesse et la dépressibilité sous le doigt du muscle jambier antérieur. La réduction est obtenue en 20 à 30 minutes.

B. — **Application de l'appareil contentif.** — Il s'agit de figer l'extension. On imprègne les attelles (dont on peut avoir plusieurs jeux préparés à l'avance) d'une bouillie plâtrée assez claire pour qu'elle ne durcisse pas trop vite. Le collier supérieur est étalé sur le Scultet au niveau de la dépression de la jarretière, notablement au-dessous de l'interligne pour ne pas gêner le pli de flexion. Le collier inférieur répond à la dépression sus-malléolaire, il est glissé sous le talon sans soulever le membre ; le bord inférieur de la chape doit rester à quelques millimètres au-dessus du niveau de la plante du pied, de telle façon que celui-ci repose directement sur le sol lorsque le blessé est debout ; la dépression de la chape doit être bien médiane. On applique alors les deux attelles latérales ; en haut elles atteignent l'interligne du genou, en bas on les replie pour plus de solidité sur une hauteur de 10 à 12 centimètres ; leur extrémité inférieure doit rester à quelques millimètres au-dessus de la plante du pied ; sur ces attelles on enroule les colliers (fig. 53).

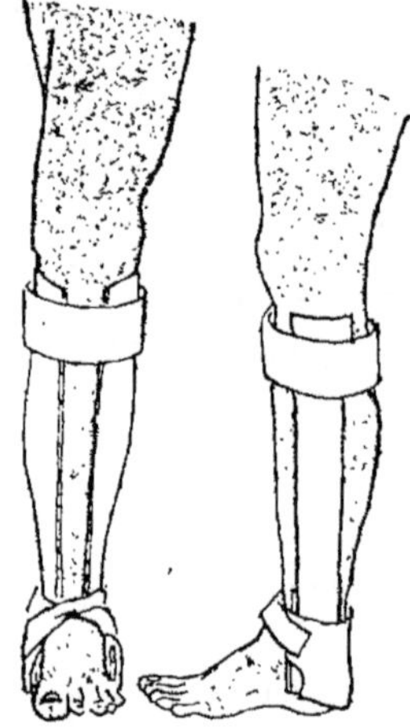

Fig. 54. — Vue de face et de profil de l'appareil de Delbet.

Le collier supérieur doit passer sur la tubérosité antérieure du tibia et ne pas toucher en bas la crête tibiale, si sensible aux pressions ; les chefs de la chape sont entrecroisés très obliquement sur la face antérieure de la jambe, de façon à dégager, par une ogive moulée avec le pouce, la saillie du tendon du jambier antérieur (fig. 54).

Ramener alors de bas en haut sur la jambe les bandelettes du Scultet en les entre-croisant et nouer la dernière.

Quand la dessication est complète, la traction est supprimée, l'étrier est enlevé en coupant la bandelette dorsale en son milieu, on rabat les chefs puis on dégage la bandelette talonnière.

Si l'œdème diminue et que les colliers ne s'appliquent plus exactement sur les points d'appui on doit refaire l'appareil. Si le blessé ne marche pas, le pied tendant à se placer en équinisme, on luttera contre cette attitude vicieuse.

L'existence d'une plaie ne contre-indique pas cet appareil ; il suffit d'interrompre l'attelle latérale qui correspond à la plaie et de la remplacer par une attelle en feuillard coudée, scellée au niveau des colliers.

Costatini (*Presse Médicale* 1919, n° 49) applique cet appareil le sujet étant assis au bord d'une table et la jambe pendant verticalement.

II. — Attelles gouttières de Maisonneuve

Taillez deux attelles de tarlatane de 14 à 16 épaisseurs :

1° *L'attelle postérieure* (16 épaisseurs) doit aller de l'extrémité du pied au pli crural ; sa largeur égale la demi-circonférence du membre, elle doit bien envelopper le mollet ;

2° *L'attelle étrier* sera large de 15 centimètres et assez longue pour passer sous le pied et remonter de chaque côté à la partie supérieure de la cuisse.

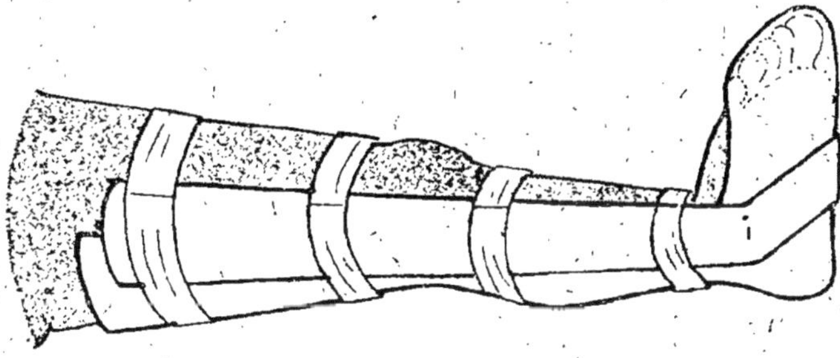

Fig. 55. — Attelles plâtrées de Maisonneuve

Dans certaines fractures de jambe l'appareil peut ne pas remonter au-dessus du pli du jarret ; cependant, d'habitude on le fait remonter au moins à la partie moyenne de la cuisse.

Application. — Trempez les attelles dans la bouillie plâtrée : 3 verres d'eau pour 5 de plâtre ; ou encore versez 1 litre d'eau dans une terrine et, prenant le plâtre à pleines mains, semez-le en le tamisant à travers les doigts écartés, jusqu'à ce qu'il affleure en surnageant franchement par petits îlots.

Appliquez d'abord l'attelle postérieure, puis l'étrier qui la recouvre en partie. Les aides tiennent les extrémités des attelles ; il faut que le bord libre de la face interne recouvre les deux tiers au moins de la face interne du tibia (fig. 55).

Enduisez de bouillie plâtrée les points faibles, les plis de flexion ; enroulez une bande de toile ; placez aussi provisoirement pour le transport une attelle en bois postérieure. Quand l'appareil est sec enroulez une bande de gaze ou placez des anneaux de bandes adhésives pour le maintenir. On peut aussi mettre au-dessous de la pointe de la rotule une embrasse plâtrée large de quatre travers de doigt. L'appareil doit, comme la gouttière d'Hergott, déborder les orteils.

III. — Gouttière platrée d'Hergott

Cette gouttière s'étend depuis les orteils, qu'elle déborde, jusqu'à la partie moyenne de la cuisse.

Taillez la gouttière (qui doit recouvrir les 3/4 de la circonférence du membre) dans 18 épaisseurs de tarlatane :

Longueur = longueur du pied + jambe + 3/4 longueur de la cuisse.

Largeur = circonférence de la cuisse à sa partie supérieure, circonférence de la jambe à sa partie moyenne, puis inférieure.

Elle a donc la forme d'un trapèze. Au niveau du cou-de-pied on peut faire deux incisions malléolaires transversales ; on peut aussi tracer deux fentes longitudinales qui réservent au niveau du pied deux languettes qui seront appliquées sous la plante ; quelques points de bâti en fil (fig. 56).

Application. — Le pied est tenu en bonne position par un aide, dont une main embrasse le talon et l'autre le dos du pied, ce qui permet de réaliser une certaine traction ; un autre aide embrasse l'extrémité supérieure de la jambe de ses deux mains (contre-extension).

Glissez la gouttière enduite de plâtre sous le membre vaseliné, ou revêtu d'un tube en jersey. Un aide tend l'extrémité supérieure de la gouttière, un autre étale la partie plantaire sous le pied tenu à angle droit ; elle doit déborder les orteils

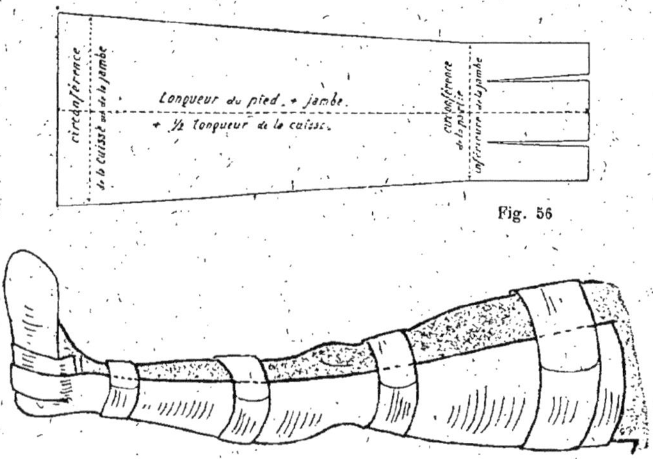

Fig. 56

Fig. 56 et 57. — Gouttière plâtrée de jambe

de 3 centimètres pour empêcher le poids des couvertures. Surveillez la bonne position du pied et enroulez les bandes de toile (2 épaisseurs) ; fixez une attelle de bois provisoire en arrière (pour éviter toute cassure pendant le transport) ; on peut aussi mettre une embrasse supérieure de 6 épaisseurs de tarlatane, au-dessous de la rotule. Faites sécher, puis enroulez une bande de gaze simple ; arrondissez les angles et surtout libérez le 5e orteil, dont la compression est douloureuse. Pour une fracture de jambe l'appareil est laissé 40 jours en place ; dès que le dégonflement du membre fait jouer l'appareil, il faut le renouveler.

On peut combiner ces gouttières avec l'extension momentanée à la Delbet, en ménageant le passage de l'étrier en toile, et en déprimant le plâtre au niveau de la tubérosité antérieure (embrasse) et des plateaux tibiaux ainsi qu'au niveau des malléoles.

IV. — Indications

L'appareil de Delbet répond à la plupart des indications ; en effet cette méthode de réduction par extension continue momentanée donne d'excellents résultats d'après l'auteur :

1° Dans les petites fractures (péroné, malléoles) ;
2° Dans les fractures obliques de jambe ;
3° Dans la fracture de Dupuytren ;
4° Dans les fractures sus-malléolaires ;
5° Dans les cas absolument atypiques.

Réduction des fractures de jambe dans les autres méthodes. — On sait qu'il faut corriger le raccourcissement, la rotation du pied en dehors, l'équinisme ; mais surtout il faut s'attacher à supprimer tout déplacement angulaire dans les fractures diaphysaires de la jambe. Si l'on n'utilise pas la méthode de Delbet, l'anesthésie générale, ou rachidienne, ou locale par injection de cocaïne dans le foyer, devient nécessaire pour bien réduire ; la flexion de la cuisse sur le bassin et de la jambe sur la cuisse est un utile adjuvant pendant que l'on pratique l'extension et la contre-extension manuelle.

La fracture est bien réduite lorsque :

1° La crête du tibia prolongée tombe sur le 2e orteil ;

2° L'épine iliaque antéro-supérieure, le bord interne de la rotule et le bord interne du gros orteil sont sur une même ligne droite.

Le pied doit être immobilisé à angle droit sur la jambe.

Immobilisez pendant 40 jours au moins, laissez marcher au 60e ; mais dès les premiers jours massez le quadriceps fémoral. Dans les fractures obliques la déformation a une fâcheuse tendance à se reproduire ; nous verrons la conduite à tenir dans ces cas difficiles.

Fractures de l'extrémité supérieure des os de la jambe. — Même conduite ; la gouttière doit remonter jusqu'au tiers supérieur de la cuisse.

Fractures de l'extrémité inférieure des os de la jambe. — *Fractures malléolaires par adduction*, sans déplacement : massage, marche permise au 20e jour.

Fracture bimalléolaire avec déplacement, réduisez par la méthode de Delbet ou par une autre méthode ; appareil de Delbet ou gouttière plâtrée pendant 40 jours ; se méfier des déviations du pied par inflexion du cal.

Fracture sus-malléolaire. Le pronostic de cette fracture est assombri par les déformations de la jambe en arc de cercle à concavité antérieure, qui se produisent dans la gouttière plâtrée, on peut renforcer cette gouttière en arrière, ainsi qu'en dehors ; l'appareil de Delbet est excellent ; on peut aussi faire un appareil circulaire sous extension continue. Durée de l'immobilisation : 60 jours.

Fracture bimalléolaire par abduction (fracture de Dupuytren). — L'importance de cette fracture nécessite un paragraphe spécial ; on se rappellera que le pied est :

En abduction ;

En rotation externe ;

En subluxation postérieure.

Il faut rétablir son équilibre transversal et antéro-postérieur ; il faut, quand on a réduit (en agissant surtout par le talon), que l'axe de la jambe sur le pied soit correct, que le péroné soit rectiligne, que l'avant-pied ait retrouvé sa longueur, et que la concavité sus-talonnière soit conservée, que la flexion dorsale forcée du pied sur la jambe soit possible. Tout cela sera contrôlé par une radiographie.

La méthode et l'appareil de *Delbet* donnent de très bons résultats.

Autres méthodes. — La réduction de la fracture de Dupuytren peut aussi se faire sous anesthésie générale pour vaincre la contracture musculaire ; on exerce alors une forte traction sur le pied, avec des mouvements de flexion et d'extension de la tibio-tarsienne, puis on tourne le pied en *varus* en le transportant en bloc en dedans. On applique ensuite une *gaine plâtrée* circulaire allant du creux poplité aux orteils (fig. 58) ; le pied sera mis en *varus forcé* et à angle droit sur la jambe ; Destot immobilise ainsi pendant 50 à 60 jours, puis il fait un second plâtré pour corriger le varus, le pied étant à plat, et il le laisse 10 jours. Savariaud, au bout de 30 jours de plâtre en varus, fait un appareil de marche de Delbet.

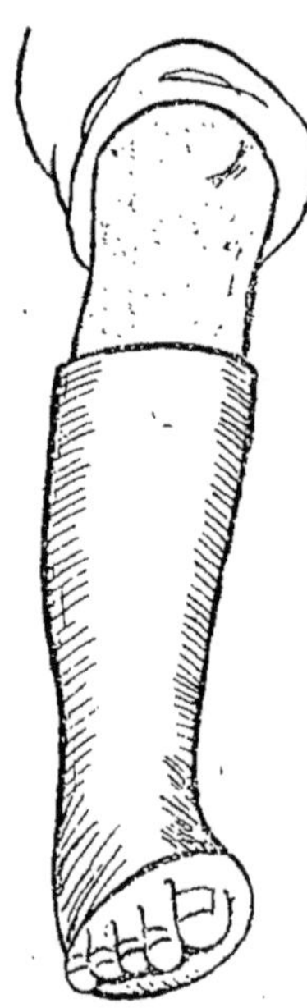

Fig. 58. — Appareil plâtré pour fracture de Dupuytren (pied en varus forcé).

Fracture de Dupuytren avec fracture marginale postérieure (troisième fragment tibial, qui écorne le plateau tibial, et qui est en général postérieur ; rarement antéro-externe ou antérieur). — La réduction et la contention de cette fracture si fréquente sont fort malaisées ; il y a sub-luxation du pied en arrière, il faut donc replacer l'astragale sous le plafond de la mortaise.

Sous anesthésie générale, on tire fortement sur le pied saisi par le talon et l'avant-pied, comme pour arracher une botte, avec des mouvements alternatifs de flexion et d'extension. Il faut ramener le *pied en avant*, de façon à faire disparaître la saillie du bord antérieur du tibia. Par des mouvements de flexion du pied on cherche à abaisser le fragment postérieur ; de plus, on corrige le déplacement en dehors en portant le pied en varus et l'on rapproche les malléoles pour corriger le diastasis. La flexion du genou et de la cuisse facilite les manœuvres.

On immobilise ensuite par un appareil plâtré circulaire : le pied étant en *varus forcé et à angle aigu sur la jambe*. Pendant la dessication on surveille la reproduction possible de la luxation postérieure ; on a donc à éviter le pied valgus et l'équinisme.

Durée de l'immobilisation : 50 à 60 jours ; la marche sera permise 15 jours après la levée de l'appareil, quand le cal est indolore ; sinon on s'expose aux déviations secondaires du pied en valgus.

On peut aussi appliquer après réduction un appareil de Delbet, ou une gouttière plâtrée bien modelée.

Il n'est pas mauvais d'appliquer pendant 48 heures sur l'appareil plâtré une *attelle interne de Dupuytren*, en bois, débordant le pied et le genou, et tenue écartée du pied par un long coussin interne en balle d'avoine qui s'arrête au-dessus de la malléole interne. Une bande de toile fixe l'attelle à la partie supérieure de la jambe et en bas une autre bande maintient le pied en varus.

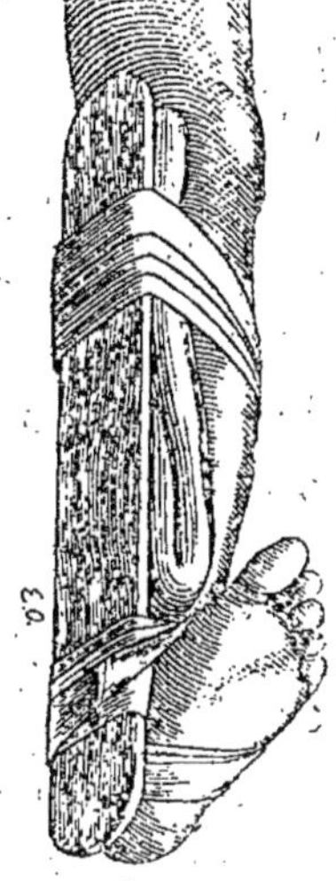

Fig. 59. — Attelle interne de Dupuytren.

Cas rebelles. — Dans certaines variétés de fractures de jambe, il y a irréductibilité, en général par interposition musculaire. Cela se voit surtout dans les fractures très obliques.

Dans ce cas on a à sa disposition :

a) Le traitement sanglant (suture ou vissage) ;

b) L'extension continue par l'enclouage des os, soit qu'on applique une tige transcalcanéenne de Steinmann (fig. 48) ou l'étrier de Finochetto-Chutro ; soit que l'on s'adresse à l'extension bipolaire avec l'appareil à tiges horizontales de Lambret-Quénu.

Nous ne pouvons insister sur ces méthodes.

Plus simplement on peut s'adresser aux appareils à

extension continue : appareils d'Hennequin, d'Ombrédanne.

A l'heure actuelle on utilise surtout l'extension continue suivant la méthode américaine (fig. 39) : l'extension se fait par l'étrier et des bandes agglutinatives ; le membre est en suspension avec flexion du genou grâce à une attelle métallique coudée de Hodgen-Smith (ou de Thomas) ; le dispositif est celui de la figure 40, seulement la traction se fait sur la jambe et dans son axe.

CHAPITRE VIII

FRACTURES OUVERTES

Principes directeurs de leur traitement

Les fractures ouvertes comprennent les fractures observées dans la pratique civile et les fractures de guerre (balle, éclats d'obus, etc.). On sait que les fractures *par balle* avec orifices cutanés punctiformes évoluent d'ordinaire aseptiquement (pas toujours), et que l'abstention opératoire est la règle, on les assimile aux fractures fermées.

En dehors de ces cas toutes les fractures ouvertes doivent être l'objet d'une intervention chirurgicale précoce et complète, qui a pour but la *désinfection chirurgicale* d'un foyer infecté par l'agent cause de la blessure, le projectile, les débris vestimentaires entraînés, les corps étrangers, etc.

On sait qu'en chirurgie de guerre, ce traitement chirurgical ne doit s'effectuer qu'à l'ambulance chirurgicale, outillée dans ce but, et où le blessé sera suivi. Au poste de secours on se contente de faire l'asepsie des orifices par la teinture d'iode, un pansement aseptique, puis on place un appareil d'immobilisation provisoire pour le transport à l'ambulance, où l'intervention sera exécutée dans un délai de temps aussi court que possible.

Le traitement chirurgical de ces fractures ouvertes est un traitement *d'urgence* au premier chef en raison des complications infectieuses si redoutables qui peuvent apparaître au bout de quelques heures parfois : gangrène gazeuse, suppurations diverses, tétanos, ostéomyélites, septicémies, etc. Le temps fondamental du traitement de ces fractures, celui dont dépend l'avenir du blessé, sa vie d'abord, le salut de son membre et sa fonction ensuite, c'est la *désinfection primitive* du foyer de la fracture, aussitôt que possible, dans les premières heures qui suivent l'accident. Que les orifices soient petits ou larges, avec ou sans issue d'os, il ne faut jamais attendre les premiers signes d'infection, et ne pas se contenter comme jadis d'un simple drainage après élargissement des orifices et ramonage rapide.

Bien entendu une radiographie ou radioscopie préalable nous renseignera sur l'existence des corps étrangers, sur le nombre et la situation des esquilles. L'anesthésie générale est de toute nécessité.

Désinfection opératoire des fractures ouvertes. — 1° *Traitement des parties molles.* — Qu'il s'agisse d'une plaie par arme à feu ou d'une plaie par un agent quelconque, *l'exérèse de l'orifice d'entrée* s'impose, ainsi que celle des tissus qui constituent *le trajet* par lequel le foyer osseux communique avec l'extérieur. Le foyer est mis largement à nu par de longues incisions placées anatomiquement, les tissus contaminés sont enlevés (sans cependant créer de vastes délabrements), rien de douteux ne doit rester. On enlèvera avec soin les débris musculaires, les caillots sanguins, les fragments de terre, les débris de vêtements. S'il existe deux orifices, la conduite sera identique pour chacun. Si les orifices sont bien placés on peut utiliser la région de ces orifices débridés pour explorer le foyer osseux. S'ils sont dans des zones dangereuses ou trop lointaines du foyer, après les avoir débridés et nettoyés, on fera l'opération osseuse par une incision spéciale faite au lieu d'élection.

L'hémostase de la plaie sera soignée.

2° *Temps osseux.* — Deux écarteurs étant en place, en évitant de mettre les doigts dans la plaie, on procède avec une pince à *l'extraction des esquilles libres*, dont certaines ont été projetées dans les muscles. Puis on aborde la zone des esquilles adhérentes, pour lesquelles on se comporte plus parcimonieusement, on supprime celles qui gênent l'exploration et l'étalement du foyer médullaire, sans les arracher et en conservant toutes les attaches périostiques, on les saisit avec un petit davier et avec la rugine on racle soigneusement le périoste ; cette esquillectomie doit être rigoureusement sous-périostée, mais pas totale car elle expose à de trop grandes pertes de substance osseuse, causes de pseudarthroses. Bien faite, cette esquillectomie met à l'abri des grands accidents infectieux aigus ou chroniques ultérieurs, parce qu'elle permet de bien découvrir le canal médullaire pour le nettoyer, car c'est là qu'est le danger. Le curettage large de la cavité médullaire de chaque extrémité, celui des esquilles adhérentes conservées, et du tissu spongieux des épiphises, sont de toute importance.

Il est parfois utile de régulariser à la pince coupante les extrémités trop pointues des bouts diaphysaires.

S'il s'agit d'une *fracture ouverte articulaire*, il faudra respecter le plus possible les épiphyses et surtout la gaine périostéo-capsulaire.

La guerre a montré que la fermeture des articulations (genou en particulier) faite dans les premières heures, après résection de toutes les parties contaminées par le projectile, donnait d'excellent résultats. Si les lésions sont trop étendues, l'opération trop tardive et le nettoyage complet douteux, on drainera l'articulation ; dans les gros dégâts épiphysaires la résection s'impose.

Désinfection opératoire secondaire. — Ce qui vient d'être dit s'adresse aux esquillectomies primitives, faites dans les 10 à 12 heures qui suivent la blessure. Tout autres sont les conditions quand le blessé est vu en pleine infection, après 2, 3, 4 jours, en période *intra-fébrile*. Dans ce cas le foyer osseux est infecté, il y a une véritable ostéomyélite aiguë avec phénomènes locaux et généraux ; un déblaiement large s'impose, l'esquillectomie devra être plus complète, totale souvent, mais toujours sous-périostée, avec résection même des extrémités osseuses dépériostées. L'esquillectomie trop prudente laisse dans ces cas fatalement en place un foyer infectieux important ; dans certains cas même, l'étendue des lésions peut commander l'amputation.

Dans les fractures comminutives avec écrasement des parties molles, décollements intermusculaires, et sous-cutanés, lésions vasculaires et nerveuses, l'amputation précoce, surtout s'il existe un état de choc, paraît souvent le seul moyen de sauver la vie du blessé.

PANSEMENTS. — Le *pansement* sera réalisé par un tamponnement lâche, avec de la gaze stérilisée mollement tassée ; elle irrite le périoste et le fait entrer en activité (Leriche) ; le drainage avec les drains, inutile, pour certains, ne nous semble pas à rejeter. Les pansements seront rares, vers le 8e ou 10e jour.

Bien entendu on n'oubliera pas l'injection de sérum antitétanique, qui sera répétée le 3e et le 8e jour.

Suivant les cas, et d'après des indications qui ne sont pas rares, on ajoute à ces manœuvres la *suture osseuse* (fil métallique, plaque vissée...). On a aussi pratiqué la *fermeture complète* de la plaie ; cette méthode a donné de beaux résultats en certaines mains, mais elle est dangereuse dans d'autres, car, l'asepsie absolue du foyer étant le plus souvent incertaine, elle expose à de graves accidents ; elle est donc à déconseiller comme méthode générale dans la pratique journalière. *La réunion secondaire* de la plaie, après une évolution aseptique, bactériologiquement constatée, serait préférable.

Si la fracture est *infectée* les pansements seront plus fréquents, l'air chaud, l'héliothérapie seront d'utiles et précieux adjuvants.

L'appareillage de ces fractures comprend la réduction et l'immobilisation. Du fait même de l'existence d'une plaie des parties molles, le problème de l'appareillage devient complexe, car l'appareil doit laisser la plaie à découvert pour en permettre les pansements et la surveillance. Ces appareils sont examinés en détail pour chaque variété de fracture.

En principe, schématiquement :

1° La gouttière est l'appareil provisoire immédiat ;

2° Le plâtre, l'appareil de transport et de convalescence ;

3° Les appareils à suspension-extension ou les appareils plâtrés interrompus sont les appareils de traitement.

Bien que le cal de ces fractures se forme assez rapidement (30 à 45 jours), malgré l'apparence de consolidation, ce cal n'est pas solide, et il ne faut pas supprimer l'immobilisation trop tôt, sous peine de voir des inflexions du cal. On ne permettra l'usage complet du membre :

Pour le membre supérieur, qu'après le 60e jour ;

Pour le membre inférieur, qu'après 100 à 120 jours.

CHAPITRE IX

APPAREILS PLATRÉS INTERROMPUS

pour permettre les pansements

Ces appareils comprennent :

1° Les appareils plâtrés *fenêtrés* ;

2° Les appareils plâtrés *à anse*.

3° Nous y ajoutons les appareils plâtrés pour lésions articulaires.

Ils sont destinés, tout en immobilisant le membre blessé, à permettre le traitement des lésions des parties molles et des lésions osseuses, c'est-à-dire les pansements : fractures ouvertes, plaies et abcès des parties molles chez les fracturés, plaies des articulations, résections, pansements des sutures osseuses dans les fractures et les pseudarthroses. Ils furent très employés pendant la guerre ; Gourdet les avait décrits en 1911 (*Soc. de chir.*, p. 474, 1911).

I. — Appareils plâtrés fenêtrés

Appareil pour la cuisse. — On construit un appareil plâtré analogue à celui de la coxalgie (fig. 93), allant des orteils aux fausses côtes (bandes plâtrées renforcées par quatre attelles) ; le malade est sur un pelvi-support, et l'on réduit sa fracture (opérée s'il y a lieu) soit sous le chloroforme, soit par l'extension par des poids à la Delbet ; placez un pansement sur la plaie, puis entourez le membre d'ouate ou d'un tube en jersey.

On marque à la teinture d'iode la place de la plaie pour faciliter son repérage quand on fenêtrera le plâtre ; modelez ensuite autour des saillies osseuses principales (crêtes iliaques, genou) pendant que l'extension agit ; émondez ensuite un quart d'heure après la prise du plâtre (dégagez l'abdomen,

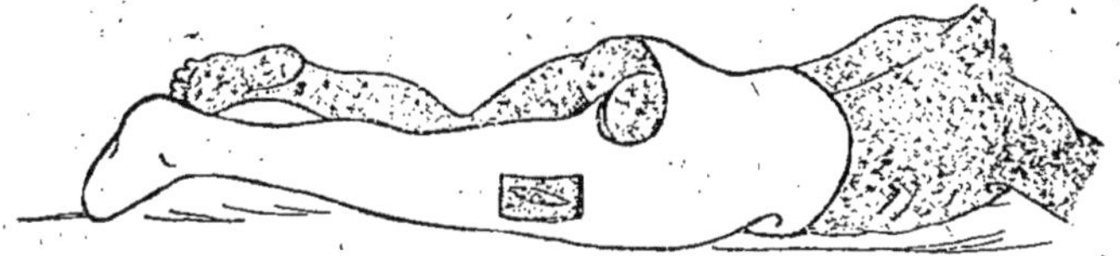

Fig. 60. — Appareil plâtré fenêtré pour fracture de cuisse; fenêtre au niveau de la plaie

les parties génitales, les orteils) ; fenêtrez enfin, une demi-heure après la prise.

On fenêtre en coupant le plâtre millimètre par millimètre avec un bon couteau, un tranchet, puis la cisaille ; la fenêtre débordera la plaie de plusieurs centimètres (fig. 60) ; pour repérer la plaie, on a touché avec de la teinture d'iode (avant de faire le plâtre) la partie du pansement qui correspond à la plaie ; la teinture d'iode traversera le plâtre et fera tache sur lui. On peut aussi se servir d'un crayon planté dans un tampon d'ouate mis sur la plaie. Si le plâtre est vieux, ramollissez-le avec de l'eau chaude. On pourra ensuite renforcer les bords de la fenêtre par des attelles en métal ou en bois.

Il faudra ensuite protéger les bords des fenêtres contre les souillures du pus ; pour cela on renouvelle fréquemment les pansements, et surtout on insinue des lanières d'ouate cardée vaselinée sous les bords du plâtre.

Dans la plupart des cas on peut ajouter au plâtre une extension continue pour éviter le chevauchement des fragments fémoraux (voir extension continue des fractures de cuisse) ; la contre-extension est réalisée par une cravate inguinale placée sous le plâtre, et l'extension par une corde bilatérale serrée dans une rainure sus-condylienne du plâtre.

Appareil plâtré fenêtré pour fracture de jambe ouverte. — S'il existe deux plaies à panser, faire deux fenêtres, dont l'intervalle est renforcé par une attelle (fig. 61).

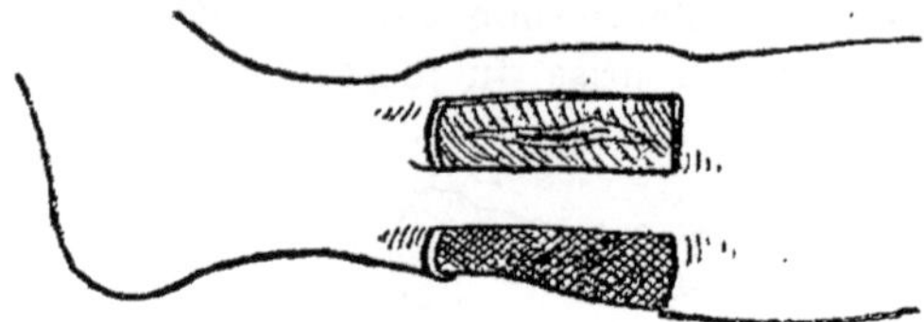

Fig. 61. — Appareil plâtré fenêtré pour fracture ouverte de jambe

Grand appareil plâtré thoraco-brachial. — Cet appareil est utilisé avec une fenêtre pour les fractures ouvertes de l'humérus, après la suture osseuse pour pseudarthrose de cet os, pour les tumeurs blanches de l'épaule.

Il est constitué par un corselet plâtré auquel est ajoutée une manche en plâtre modelant le membre. Pour plus de solidité on prend les deux épaules ; le bras est placé en abduction (25°) et le coude est fléchi à angle droit ; le plâtre va jusqu'à la racine des doigts. Le foyer osseux suturé est ainsi soustrait à l'action de la pesanteur, et pendant la dessication, en pressant sur le coude fléchi et sur l'épaule correspondante, on applique les fragments l'un contre l'autre ; s'ils sont suturés le fil n'est plus sollicité ni à se rompre ni à couper le tissu osseux ; l'action de la pesanteur est supprimée sur les fragments et une pression réciproque des fragments est permise, ce qui favorise leur soudure.

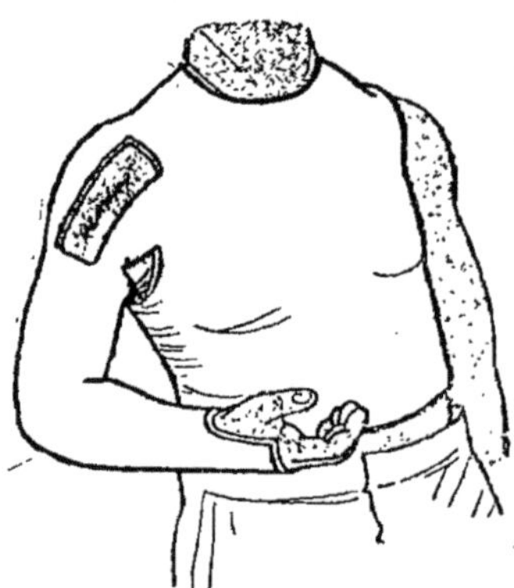

Fig. 62. — Appareil plâtré thoraco-brachial

Pour construire cet appareil, revêtez d'un jersey le thorax ; placez un carré d'ouate devant le thorax, un autre dans l'aisselle et une cravate de gaze sur le cou. Enroulez une bande plâtrée à partir de la main (pouce en haut et en dehors) ; deux larges attelles plâtrées l'une en avant, l'autre en arrière du thorax ; une autre pour le cou, une dernière le long du membre ; bandes plâtrées par dessus (fig. 62).

Dans le cas de fracture de l'humérus, le malade est assis, extension et contre-extension comme dans le premier temps de l'appareil d'Hennequin : anse axillaire et extension sur le coude fléchi ; les fenêtres sont ensuite découpées. S'il est nécessaire de mettre le bras en abduction : utilisez le feuillard axillaire coudé en triangle de l'appareil thoraco-brachial à anse (voir plus loin fig. 65). On peut aussi découvrir le creux de l'aisselle pour éviter les compressions.

II. — Appareils plâtrés à anse

Les appareils plâtrés à *anse*, ou à *pont*, sont constitués par deux pièces plâtrées réunies par une ou plusieurs anses comprenant une charpente métallique.

Cette charpente était constituée par des anses en fil de fer, dans le type primitif de Gourdet, incluses dans la tarlatane plâtrée, et resserrées au niveau de l'anse ; le bois, la filasse et surtout le *feuillard* ont été utilisés.

En construisant ces appareils (dont on a souvent abusé) il faut éviter l'erreur qui consiste à faire porter les deux piliers de l'anse à des distances trop grandes, et sur des segments de membre voisins de l'os fracturé : ils doivent porter sur *les deux segments de l'os à immobiliser*, enfin le plâtre doit bloquer les articulations sus et sous-jacentes, il doit donc être circulaire.

Sur chaque manchon plâtré on fixe avec une bande plâtrée deux ou trois anses de feuillard de fer (fig. 63) d'une largeur de 20 millimètres, ayant les dimensions appropriées et coudées au bon endroit ; la bande doit recouvrir l'anse surtout à ses insertions avant de l'appliquer.

En général, bientôt il se produit du jeu dans le manchon et du chevauchement. Pour y remédier on utilise des plâtres

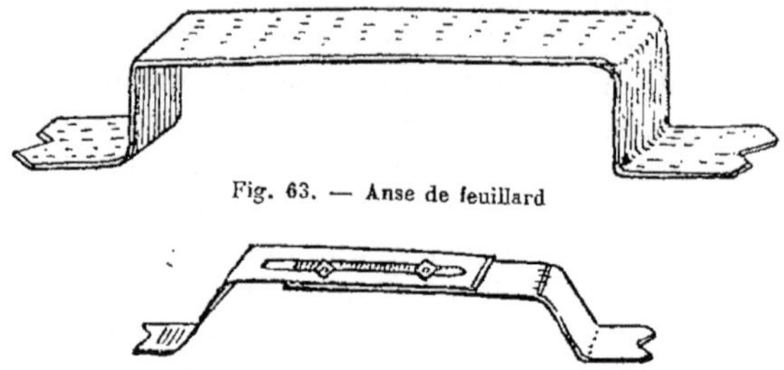

Fig. 63. — Anse de feuillard

Fig. 64. — Anse métallique extensible

à *anses métalliques extensibles* (fig. 64), ou à tubes coulissant l'un dans l'autre, c'est-à-dire des plâtres à extension continue.

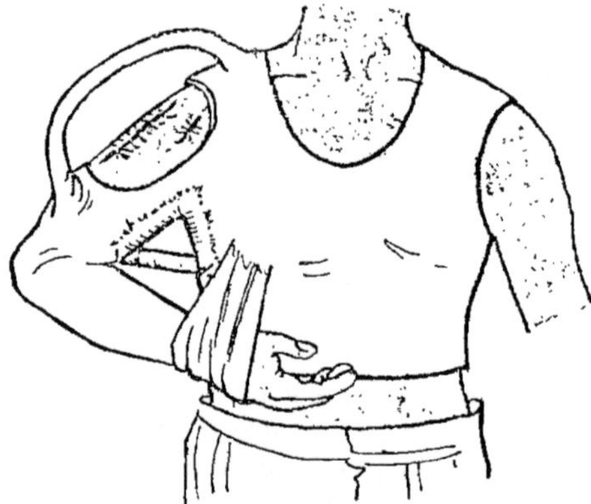

Fig. 65. — Appareil plâtré thoraco-brachial à anse avec triangle axillaire pour fracture ouverte de l'humérus.

Pour cela on utilise des attelles de feuillard glissant l'une sur l'autre, que l'on bloque avec un écrou, ou des tringles creuses glissant l'une dans l'autre, ou encore des tiges à ressort analogues à celles de l'appareil de Delbet. En tirant sur l'extrémité du membre on règle et on fixe le degré d'extension.

A la jambe en particulier on construit d'excellents appareils, avec anses extensibles, donnant les meilleurs résultats.

Appareil plâtré à anse pour fracture ouverte de l'humérus. — Pour que le bras soit bien soutenu en abduction on place dans l'aisselle un triangle de feuillard deux fois coudé, dont chaque côté mesure 15 à 20 centimètres de long (fig. 65). On fera donc un corset plâtré, puis un circulaire du membre supérieur jusqu'au pli de flexion des doigts ; on incorpore ensuite un triangle de feuillard axillaire, ainsi qu'une anse de feuillard formant pont et disposée par-dessus l'épaule ; il ne reste qu'à dégager ensuite la zone des plaies.

Appareil plâtré à anse pour fracture ouverte des os de l'avant-bras. — La partie supérieure de l'appareil plâtré entoure le coude et les parties voisines du bras et de l'avant-bras.

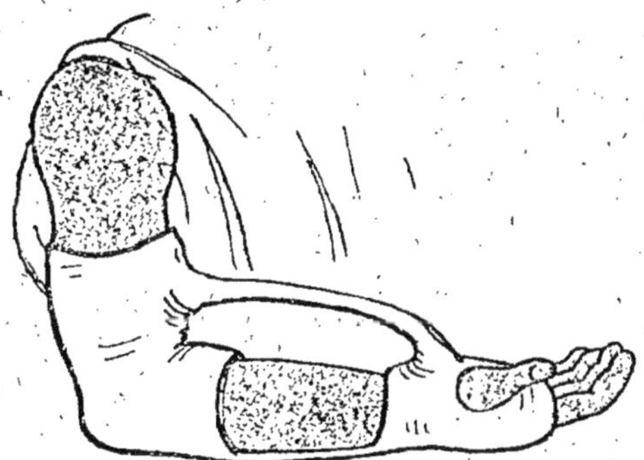

Fig. 66. — Appareil plâtré à anse pour fracture ouverte de l'avant-bras.

La partie inférieure fixe la partie inférieure de l'avant-bras et la main (fig. 66).

Une ou deux anses sont faites avec quelques jets de bandes

plâtrées auxquelles on peut incorporer une mince lame métallique.

Surveillez les déplacements en arrière des fragments ; une attelle plâtrée postérieure peut soutenir le poids de la main. Si l'extension paraît utile incorporez une tige à glissière.

Appareil plâtré à anse pour fracture ouverte de jambe. — On peut employer l'appareil à trois arceaux métalliques que nous décrivons pour le genou (fig. 67). Mais, en règle générale, on se méfiera de ces appareils, surtout s'il existe un

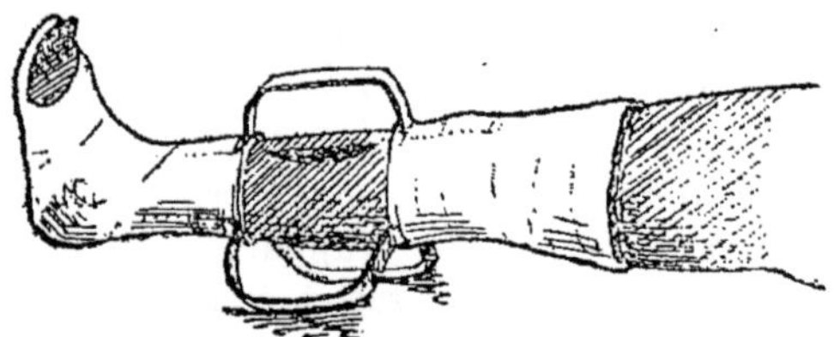

Fig. 67. — Appareil plâtré armé de trois anses de feuillard

écart considérable entre les deux colliers plâtrés, éloignant trop les points d'appui ; mal construits ils immobilisent mal, le membre se trouvant en porte-à-faux au niveau de la partie interrompue du plâtre. Ils laissent alors se développer des chevauchements secondaires. Cependant ils peuvent rendre des services : ils sont faciles à construire, et sont utiles dans les plaies très étendues suppurant beaucoup. Logiquement construits, c'est-à-dire les colliers plâtrés étant très étendus et moulés sur les saillies osseuses, et les points d'appui de l'anse étant aussi rapprochés que possible, ils réalisent une excellente immobilisation.

Un bon moyen de les renforcer, c'est d'ajouter une attelle métallique ou en bois, étroite, allant d'un plâtre à l'autre *sous* la partie libre du membre.

C'est ainsi que pour la jambe on confectionne deux colliers plâtrés modelés sur le membre, on place une attelle métallique rectiligne postérieure, puis deux attelles latérales en anse et on fixe par des circulaires plâtrés (fig. 68).

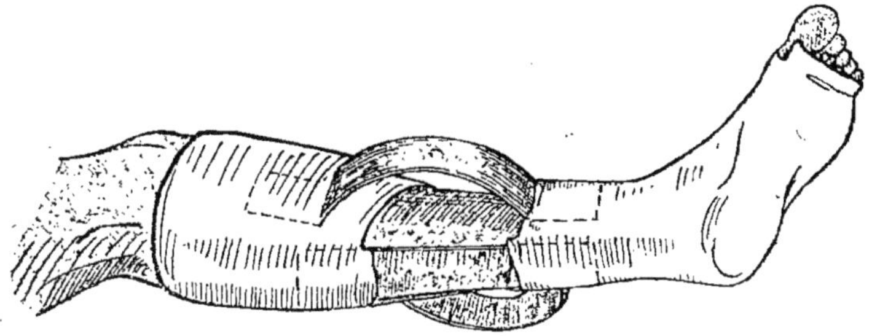

Fig. 68. — Appareil à anse pour fracture ouverte de jambe (deux anses latérales et une attelle postérieure).

L'attelle postérieure peut être amovible ; les attelles latérales peuvent être extensibles.

III. — Appareils plâtrés pour lésions articulaires ouvertes

Toute articulation atteinte de fracture articulaire ouverte, ou ayant subi la résection doit être immobilisée. Pour cela il convient suivant le principe de Bonnet de fixer les articulations sus et sous-jacentes ; cependant ce principe n'est pas absolu, surtout pour le coude réséqué. Les pansements seront rares et un bon adjuvant sera l'héliothérapie.

Le meilleur mode d'immobilisation est *la gouttière plâtrée classique :* pour l'épaule et le coude, demi-gouttière postéro-externe ; pour le poignet : gouttière palmaire ; pour la hanche et le genou : grande attelle dorsale pelvi-pédieuse ; pour la tibio-tarsienne et le pied : gouttière de jambe qu'on enlève à chaque pansement.

Cependant les *plâtrés circulaires fenêtrés* déjà vus et les *appareils à anse* seront parfois indiqués. Voici quelques exemples.

Épaule. — *Goullière plâtrée postéro-externe.* — Destinée à immobiliser l'épaule et le membre supérieur ; excellent appareil de transport. Taillez une attelle comprenant 14 épaisseurs de tarlatane, mesurant la longueur du membre en partant du moignon de l'épaule jusqu'au pouce le coude étant fléchi, plus 40 centimètres. Comme largeur les 3/4 de la circonférence du membre. La partie supérieure sera échancrée sur 40 centimètres pour former les deux brides thoraciques, qui seront entrecroisées et dirigées vers l'aisselle saine ; encochez au niveau du coude. Un coussin d'ouate placé dans l'aisselle maintiendra l'humérus en bonne position. Quelques tours de bande de toile fixeront le tout (fig. 69) ; on enlèvera l'appareil à chaque pansement. Quand la plaie coulera moins : appareil plâtré fenêtré si elle est peu étendue ; appareil plâtré à anse si elle est très étendue.

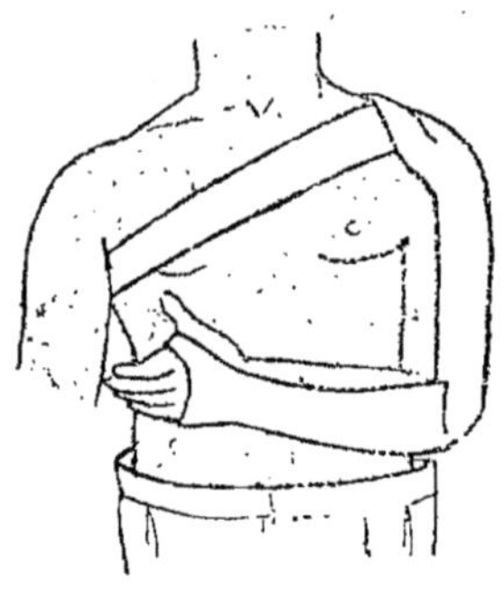

Fig. 69. — Appareil plâtré pour immobiliser le membre supérieur et l'épaule en particulier (Leriche).

Coude. — Une gouttière en fil de fer, en aluminium (fig. 4) immobilise suffisamment en général un coude réséqué (Leriche). A chaque pansement un aide soigneux tiendra solidement le membre opéré : une main tient l'humérus, l'autre l'avant-bras.

De bonne heure, dès qu'il n'y aura plus ni température ni douleur, on commencera avec douceur la mobilisation, sans jamais provoquer de douleur, ni de réaction de défense.

Si les lésions sont telles que l'ankylose doive être recherchée ou est inévitable, il faut alors immobiliser la jointure avec un *plâtre armé* :

Un circulaire plâtré pour le bras ;

Un circulaire plâtré pour l'avant-bras, le poignet et la main ;

Deux anses métalliques faisant pont, en avant et un peu latéralement ; elles sont un peu cintrées, à convexité externe, de façon que le blessé ne soit pas gêné par leur saillie lorsque le coude repose sur le tronc (fig. 70).

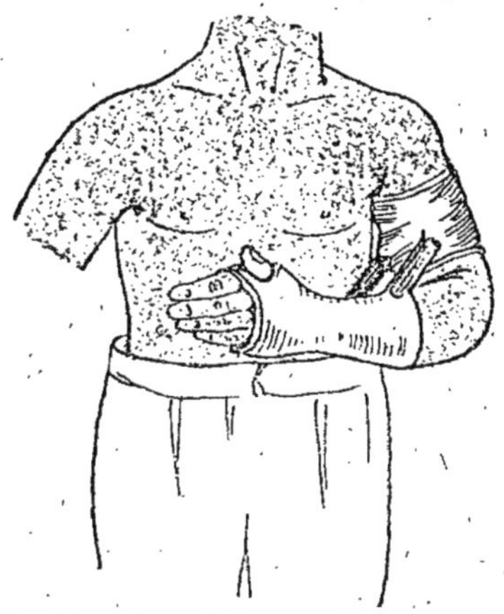

Fig. 70. — Appareil de contention pour résection du coude (Alquié).

L'avant-bras sera en flexion à angle droit et en demi-pronation, pouce en haut ; une écharpe soutient la totalité du membre.

Poignet. — L'appareil plâtré destiné à immobiliser le poignet est une gouttière plâtrée, mesurée du milieu du bras à la base des doigts ; largeur = 3/4 de la circonférence du membre ; une languette est laissée à l'extrémité pour écarter le pouce de l'index, afin d'éviter plus tard la gêne dans l'opposition.

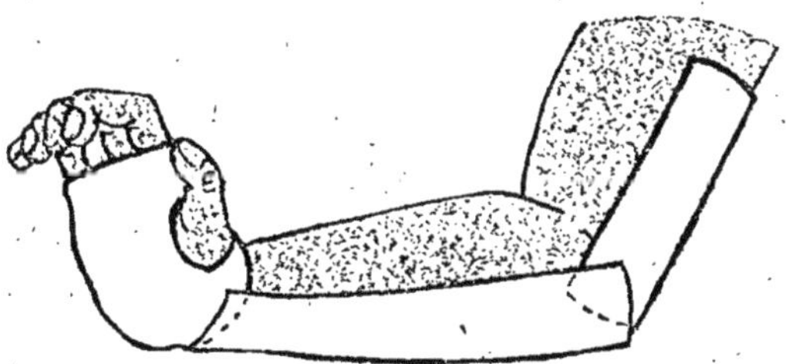

Fig. 71. — Plâtre pour immobilisation du poignet (Leriche)

La gouttière sera appliquée sur l'avant-bras (face antérieure) en demi-pronation, le coude fléchi et la main en flexion dorsale (fig. 71) ; elle est enlevée à chaque pansement.

De bonne heure on mobilisera les doigts, qui s'enraidissent

si facilement. Les appareils plâtrés à pont ne permettent pas le jeu des doigts et sont inférieurs.

Hanche. — Après résection de la hanche, on immobilise bien avec l'attelle plâtrée en T ou attelle plâtrée pelvi-dorso-pédieuse (fig. 72). La branche horizontale entoure les deux tiers du bassin ; la branche verticale s'applique sur toute la face antérieure du membre jusqu'aux orteils.

On place une couche d'ouate sur l'épigastre ; la branche transversale comprend 20 épaisseurs de tarlatane et entoure

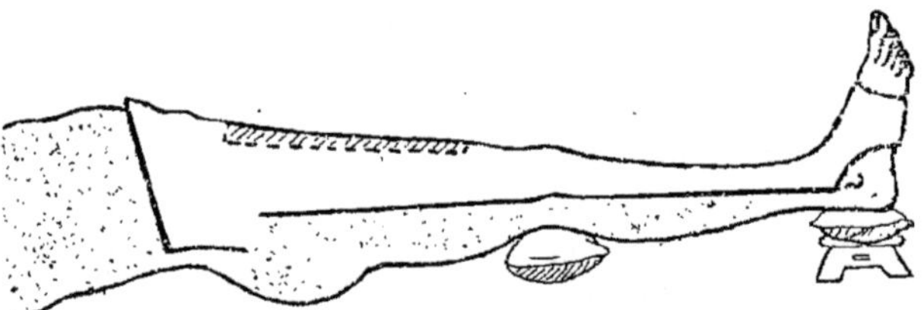

Fig. 72. — Attelle plâtrée pelvi-dorso-pédieuse (Bosquette)

les 2/3 du bassin en s'appliquant sur l'abdomen jusqu'à l'appendice xyphoïde. La branche longitudinale a comme largeur la demi-circonférence du membre et se termine par une échancrure en U destinée à embrasser le pied ; quelques tours de bande de toile fixeront l'attelle. Bosquette la renforce au niveau de la cuisse et de l'aine par deux lames de feuillard comprises entre deux attelles plâtrées. Les pansements sont faciles et cet appareil permet aussi l'extension continue.

Alquié conseille encore un appareil plâtré interrompu, à attelles métalliques extensibles : 1° un corset plâtré embrasse la base du thorax, le bassin, la cuisse saine ; on le modèle sur les crêtes iliaques ; 2° une botte jambière comprend la jambe, le pied, la partie inférieure de la cuisse malade ; 3° trois attelles sont appliquées, une postérieure en bois, très importante, elle est amovible et permet les pansements, les deux autres sont en feuillard, à coulisse, coudées, l'une est antérieure, l'autre externe.

GENOU. — Après une *arthrotomie*, immobilisez dans la classique demi-gouttière plâtrée postérieure, embrassant la moitié de la circonférence du membre et allant du bout du pied à la partie supérieure de la cuisse ; puis le membre sera placé en position élevée à l'aide de coussins, ou bien il sera suspendu par le pied fixé au-dessus du lit à l'aide d'une vis au plafond, d'un support pour bock, d'une barre de suspension américaine, etc.

Après la *résection* du genou l'immobilisation doit être absolue et il est excellent de la combiner avec la suspension verticale. On peut, dans les premiers jours, surtout si l'écoulement est abondant, utiliser la demi-gouttière plâtrée postérieure, ou la gouttière plâtrée antérieure de Bosquette, qui n'est pas ramollie par les écoulements, ou bien encore une gouttière métallique, ou l'attelle en bois de Bœckel.

Mais en général les gouttières plâtrées se ramollissent, il faut les refaire fréquemment ; aussi s'est-on adressé aux appareils à anse, seulement ces derniers sont dangereux car, le creux poplité n'étant plus soutenu, le tibia glisse en arrière ; il ne faut donc pas les appliquer avant le 15e jour et l'on aura soin d'ajouter une attelle postérieure, en comprenant le pied dans l'appareil.

Pour éviter les déplacements du genou pendant la confection de l'appareil, un aide placé en dedans passe une grande compresse sous le genou, en réunit les deux chefs au-dessus et soutient le membre pendant qu'un autre aide soutient le talon. Pour construire l'appareil à anse :

1° Un plâtre circulaire va de la partie supérieure de la cuisse au voisinage du genou et descend plus bas en arrière.

2° Un deuxième plâtre comprend le pied et la jambe en avançant plus haut vers le poplité qu'en avant.

3° Deux tiges de feuillard incurvées sont appliquées latéralement comme pour l'appareil de jambe (fig. 68).

4° Une attelle postérieure large de 5 à 6 centimètres est placée derrière le creux poplité ; elle peut être plâtrée, nous la préférons en bois et amovible.

Autre appareil. — Deux tiges de feuillard modelé, ayant les branches verticales supérieures plus courtes, constitueront deux supports latéraux un peu inclinés vers l'extérieur, car les opérés se trouvent mieux quand la jambe est un peu surélevée ; on ajoute une anse antérieure (fig. 67). Ces attelles peuvent être extensibles.

Au bout d'un certain temps il se fait du jeu, les déplacements sont possibles, on devra refaire un nouvel appareil.

Pendant la pose de l'appareil veillez au bon maintien des axes du membre (ligne réunissant l'épine iliaque antéro-supérieure, le milieu de la rotule et le bord interne du gros orteil).

Cou-de-pied (fractures articulaires, astragalectomie). — La meilleure immobilisation est fournie par la gouttière plâtrée postérieure, remontant au-dessus du genou, que l'on

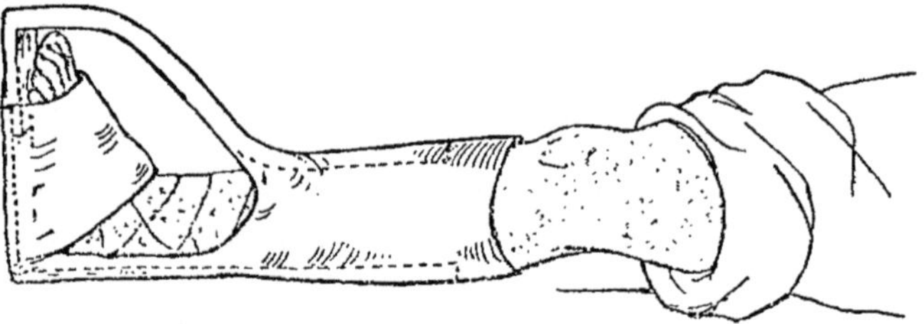

Fig. 73. — Appareil plâtré armé pour lésions du cou-de-pied

enlève à chaque pansement, quitte à la refaire quand le plâtre se ramollit ; un feuillard postérieur coudé sur le talon peut la renforcer et l'on rabat sur lui, derrière le tendon d'Achille, les bords de la gouttière incisés.

Si le suintement est abondant on peut employer le plâtre à anse : un premier bandage plâtré circulaire comprend la jambe jusqu'aux malléoles ; un second l'avant-pied seul avec le talon, on les unit par deux anses de feuillard coudé postéro-latérales en forme de support, plus une anse antérieure coudée allant de la plante du pied à mi-jambe. Si le talon n'est pas compris dans le plâtre on le soutient avec une bande arrimée à l'arc antérieur. On surveillera le pied dans sa position sur la jambe, il peut glisser *en arrière* ou en avant d'où déviation du pied ; ne pas hésiter à refaire l'appareil pour corriger ces déviations.

Nous préférons à cet appareil à trois anses l'appareil que nous figurons ci-contre (fig. 73), qui découvre bien la cheville et est formé d'une gouttière plâtrée rendue circulaire sur la jambe et sur le dos du pied ; deux feuillards la renforcent : l'un postérieur inclus dans le plâtre, l'autre antérieur en arc, ils se rejoignent sous la plante du pied. Au niveau du tendon d'Achille les bords de la gouttière sont rabattus après entaille, sur le feuillard postérieur ; on peut découvrir le cou-de-pied autant qu'on le veut en coupant le plâtre. Mobiliser les orteils pour éviter la griffe.

CHAPITRE X

SOINS CONSÉCUTIFS A L'IMMOBILISATION DES FRACTURES

Lorsque la consolidation osseuse est réalisée, il s'écoule un intervalle de temps plus ou moins considérable avant que la récupération fonctionnelle soit acquise et qui n'est pas inférieur en général à deux ou trois mois (1).

Il existe donc une période d'incapacité fonctionnelle due à l'état du squelette, des muscles et des articulations, c'est-à-dire à la déformation, à l'atrophie du membre et aux raideurs. L'importance de ces divers éléments n'offre entre eux aucun parallélisme, puisqu'on peut voir un membre présentant une consolidation osseuse irrégulière et un état fonctionnel excellent, et inversement.

Une fracture n'est donc pas guérie du fait que la consolidation osseuse est acquise. Cependant le traitement physiothérapique doit commencer déjà *pendant la période d'immobilisation*, notion qui est habituellement trop ignorée. Il s'adressera :

1° Aux *muscles*, qui doivent être massés et électrisés fréquemment ;

---

(1) Nous ne saurions avoir en vue ici deux importantes questions du chapitre des fractures :

1° *Les complications des fractures* (lésions nerveuses et vasculaires, thromboses, embolies, embolie graisseuse, gangrène, rétractions ischémiques, suppuration des fractures fermées, etc...) ;

2° *Les accidents de la consolidation* (fractures vicieusement consolidées, cals difformes, cals exubérents, cals douloureux, maladies du cal : retards de consolidation et pseudarthroses).

2° Aux *articulations* que l'on doit mobiliser avec douceur tous les jours, sans que le foyer fracturé soit le siège de mouvements quelconques ; ceci est surtout vrai pour le pied et la main, dont on doit éviter l'enraidissement et les positions vicieuses ; dans les fractures de cuisse on n'oubliera pas la rotule et le genou ;

3° A *l'état général*, pour faciliter la régénération osseuse (sans oublier la décalcification si fréquente) : acide phosphorique vingt gouttes par jour, glycérophosphates, opothérapie surrénale et thyroïdienne, cure mercurielle chez les syphilitiques.

Les *soins consécutifs* auront pour but de rétablir l'intégrité fonctionnelle et s'adresseront aux altérations :

Des articulations ;
Des muscles ;
Des parties molles.

I. — Articulations

On peut observer des raideurs ou de la laxité.

Raideurs articulaires. — Ce sont les séquelles les plus fréquentes et on les observe sur les articulations voisines de l'os fracturé surtout dans les fractures épiphysaires ; on peut les voir (hydarthrose du genou dans les fractures du fémur), aussi sur des articulations éloignées. Et ce n'est pas seulement la synoviale articulaire et l'appareil ligamenteux articulaire qui participent aux lésions d'épaississement, de rétraction et d'induration, mais ce sont aussi les tissus péri-articulaires, les tendons avec leurs gaines, et les muscles qui se rétractent.

Laxité articulaire. — Elle est due soit à une laxité capsulo-ligamenteuse par distention de l'article dû à un épanchement, soit au raccourcissement de la diaphyse par suite du chevauchement : les muscles, véritables ligaments par leur tonicité, étant devenus trop longs.

II. — Muscles

Atrophie musculaire. — L'amyotrophie est constante, et plus intense dans les fractures ouvertes à cause de la suppuration. Elle peut être segmentaire ou totale et l'œdème peut la masquer d'où des erreurs de mensuration. Si elle est légère, la reprise de la fonction la fait disparaître ; mais à un certain degré elle ne disparaît jamais complètement. La diminution de la force musculaire, la parésie, la diminution de l'excitabilité faradique en sont les conséquences.

Rétraction musculaire. — Elle se voit surtout dans les fractures longtemps immobilisées ; elle est due à la myosite chronique scléreuse, qui se manifeste quelquefois sous forme de noyaux. Conséquences : attitudes vicieuses permanentes, équinisme du pied, par exemple par rétraction du triceps sural.

III — Autres Séquelles

Troubles trophiques des téguments, cicatrices adhérentes ; troubles circulatoires : *œdèmes*, surtout dans les fractures de jambe. Tantôt l'œdème apparaît le soir après les essais de marche, par parésie veineuse et vaso-motrice, et par gêne à la circulation de retour sous l'influence de la pesanteur, cet œdème disparaît en quelques semaines. Tantôt cet œdème, préexistant à la consolidation de la fracture, persiste pendant de longs mois et il est rebelle à tout traitement ; il est peu dépressible, et il est dû à la thrombo-phlébite oblitérante des veines profondes osseuses et péri-osseuses, et même musculaires ; il s'accompagne de douleurs et de troubles fonctionnels.

IV. — Traitement

Le traitement secondaire des fractures a pour but la récupération de l'intégrité fonctionnelle.

Nous savons qu'il doit d'abord être *prophylactique*. En effet, si l'on a pu masser les muscles et mobiliser les articulations pendant la durée de la consolidation, la convalescence est abrégée ; c'est en particulier le but de la méthode ambulatoire de Delbet pour les fractures du membre inférieur. Prenons l'exemple d'une fracture de jambe mise dans un appareil plâtré ; tous les jours on mobilisera les orteils, chaque phalange en particulier, puis l'orteil sur le métatarsien, par des mouvements passifs et actifs ; les tendons et les muscles correspondants entreront en jeu, la nutrition du membre sera favorisée. Si le genou est libre on le mobilisera sur la cuisse, ainsi que la cuisse sur le bassin.

Les *soins consécutifs à l'immobilisation* s'adresseront à l'atrophie musculaire, aux raideurs articulaires et aux troubles trophiques.

Pour combattre ces troubles consécutifs nous avons à notre disposition :

- Le massage ;
- L'eau chaude de 40° à 50° (bains locaux chauds, douches chaudes, bains de vapeur) ;
- L'air chaud ;
- La mobilisation passive manuelle ;
- La mobilisation active ;
- L'électrothérapie.

Ces divers moyens doivent être mis en œuvre le plus tôt possible ; mais on est obligé de reconnaître que ce traitement secondaire est en général fort négligé. En pratique, dès la levée de l'appareil, trois méthodes sont utilisées : le massage, la mobilisation passive, la mobilisation active.

Soit encore par exemple une *fracture de jambe*. Le premier jour de la levée de l'appareil, nettoyage du membre, et première séance de massage léger suivi de mobilisation du genou et surtout de l'articulation tibio-tarsienne : flexion et extension, abduction et adduction, circumdation. Le massage augmentera progressivement d'intensité les jours suivants, les séances seront plus longues, des mouvements actifs s'ajouteront en opposition aux mouvements du pied de la part du médecin. Le sujet s'assiéra au bord du lit, jambes pendantes. Puis on passera à l'éducation fonctionnelle ; le blessé commencera à se tenir debout en s'appuyant sur la barre du lit, sur un dossier de chaise ou un meuble, et il combinera dans cette position divers exercices progressifs : station sur un pied, alternativement ; marche sur place en décomposant, flexion des membres inférieurs en position accroupie.

Il lâchera ensuite l'appui et marchera avec un aide, puis tout seul, jamais avec des béquilles ! Dans les périodes de repos, la jambe sera allongée sur une chaise garnie d'un coussin et quatre ou cinq fois par jour il marchera pendant quelques minutes. Enfin il apprendra à monter les escaliers et à les descendre, d'abord marche par marche, et il pourra s'aider d'une canne pour sortir.

Ces manœuvres, méthodiquement exécutées, sont supérieures à toute mécanothérapie par les appareils.

Dans *les fractures articulaires fermées*, la réduction du déplacement des fragments et leur contention auront été l'objet de soins attentifs, sinon le fonctionnement de la jointure sera compromis : une mauvaise réduction exposant à la limitation des mouvements et à l'arthrite. D'ailleurs il y a des cas d'espèce, puisque au coude une déviation légère a moins d'importance que la limitation des mouvements ; ce qui est l'inverse pour les fractures des malléoles.

De plus une mobilisation trop précoce maintient et accroît l'irritation articulaire, que l'immobilisation calme. Il ne faut donc pas masser de trop bonne heure, surtout chez les jeunes, en raison des irritations périostiques, de l'exubérence du cal, des ossifications du périoste.

On immobilisera donc dans la position la meilleure de réduction du fragment déplacé, en utilisant la radiographie : flexion à angle aigu du coude par exemple, pour une fracture sus-condylienne. On limitera l'immobilisation à 15 ou 20 jours, temps nécessaire à la production d'adhérences entre les fragments. Puis l'appareil sera rendu amovible et on organisera le massage et la mobilisation prudente de l'article ; l'apparition de la douleur marque la limite des mouvements, on doit s'attacher à ne pas la provoquer. La mobilisation deviendra ensuite active et l'on associera les autres méthodes telles que l'air chaud, etc.

Si la fracture articulaire était sans déplacement, on se contenterait du massage seul ; surtout pour les fractures juxta-articulaires avec engrènement des vieillards, chez lesquels il faut craindre les raideurs précoces et l'atrophie musculaire.

En résumé :

Aux *myosites* on opposera le massage, la balnéothérapie chaude et même hyperthermale (boues), les bains de vapeur, l'héliothérapie ;

Pour l'œdème dur chronique, s'il ne cède pas au massage, on pratiquera la compression caoutchoutée localisée, appliquée pendant quelques minutes une ou deux fois par jour ;

Pour les raideurs articulaires : séances de mobilisation passive quotidiennes. Dans les cas graves, rupture des adhérences par une ou plusieurs séances de mobilisation forcée, séances séparées par des périodes d'immobilisation et de repos.

L'atrophie musculaire sera combattue par le massage actif, la reprise de la fonction du membre et du travail professionnel.

On tiendra compte de la bonne volonté et du désir de guérir du malade ; ce qui peut manquer dans certains cas d'accidents du travail où l'on observe des phénomènes d'exagération. Dans les fractures du membre inférieur il faut savoir à un moment donné supprimer les béquilles et réapprendre la marche sans boiterie (états psychiques). Il faut chercher à faire du blessé son propre collaborateur et lui demander de la bonne volonté et de la patience. Par contre il ne faut pas chercher à aller trop vite et à montrer un zèle ardent ; il ne faut pas chercher à obtenir en quelques jours ce qui demande plusieurs semaines. « Si la docilité du malade doit être sa première vertu, la patience de la part du chirurgien n'est pas moins nécessaire. » (Ollier.)

DEUXIÈME PARTIE

Les Appareils plâtrés

1° Technique générale

2° Appareils en particulier

CHAPITRE PREMIER

TECHNIQUE GÉNÉRALE

I. Les matériaux. — II. La préparation. — III. Le choix de l'appareil. — IV. La technique. — V. Les soins à donner. — VI. Enlèvement du plâtre.

Les appareils plâtrés sont destinés à immobiliser une partie du squelette (fractures, tuberculoses articulaires, mal de Pott, coxalgie, etc.) ; ils utilisent la propriété de durcir que présente le plâtre hydraté.

I. — Matériaux nécessaires pour faire un appareil plâtré

Plâtre. — On se sert du plâtre blanc de Paris ; ce plâtre doit être *très blanc, onctueux au toucher, absolument sec*, et tamisé très fin. On le trouve soit chez les pharmaciens dans des boîtes métalliques à couvercle soudé, soit chez les marchands de plâtre (plâtre à mouler). Pour le conserver, il faut le tenir bien au sec, *à l'abri de l'humidité*, sinon il s'éventera, c'est-à-dire s'hydratera et fera des appareils qui seront mous. On le tiendra donc dans des boîtes en fer-blanc (boîtes à biscuits), en un endroit très sec, et on se gardera d'y plonger une main déjà mouillée. Il est simple de faire griller tout plâtre suspect sur la plaque en tôle du four de cuisine.

Tarlatane. — La tarlatane est nécessaire pour faire un appareil solide ; elle doit être gommée et du numéro 7 ou 8 ; c'est la cinghalette des couturières et des modistes ; on l'appelle encore tarlatane apprêtée, raide, amidonnée, mousseline dure. Pour connaître le numéro de la pièce de tarlatane, on compte combien il y a de fils de trame par centimètre ; s'il y en a huit, c'est du numéro 8. Plus elle est raide, meilleure elle est.

On conservera cette tarlatane en pièces dans lesquelles on découpera l'appareil, qui aura 12 à 16 épaisseurs, d'après un patron fait avec une feuille de tarlatane dont on entoure le membre, en coupant ce qui est inutile ; tenez compte du retrait du plâtre (1/10) et donnez un bon travers de doigt de plus ; on reporte ce patron sur la pièce de tarlatane pliée en 12 ou 16 épaisseurs et on découpe, puis on coud avec un surjet à gros points ; ou bien on fera des bandes larges de 8, 10, 15 centimètres et longues de plusieurs mètres.

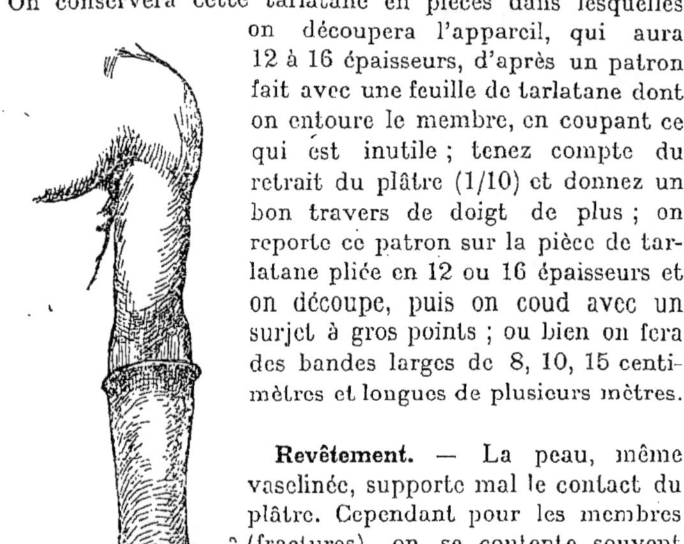

Fig. 74. — Revêtement du membre à l'aide d'un tube en jersey.

Revêtement. — La peau, même vaselinée, supporte mal le contact du plâtre. Cependant pour les membres (fractures), on se contente souvent d'enduire de vaseline ou d'huile. L'ouate dont on se sert encore souvent est défectueuse, car elle s'entasse et déforme les parties, et il persiste entre la peau et l'appareil un vide souvent considérable. Il faut un revêtement mince, mais régulièrement continu.

Le meilleur procédé consiste à se procurer, pour les grands appareils, un jersey de coton, que l'on trouve dans les merceries et les bonneteries. Pour les membres on utilise un tube en jersey (fig. 74) ; pour le tronc on emploie le maillot en jersey qui revêt aussi bien le thorax et les bras que l'abdomen et les jambes, qui sont enfilées dans les manches. Deux jerseys superposés sont excellents, car l'un adhère au plâtre, l'autre revêt la peau.

Si l'on a pas de jersey, on utilisera : pour le membre inférieur, une combinaison, ou une chaussette, et un caleçon bien collant ; un bas pour la jambe ; un gant pour l'avant-bras. Pour le corset on mettra un tricot, un gilet de flanelle ajusté. Enfin si l'on ne peut avoir que du coton cardé (paquets de 500 grammes), on le découpe en lames très minces de 25 centimètres

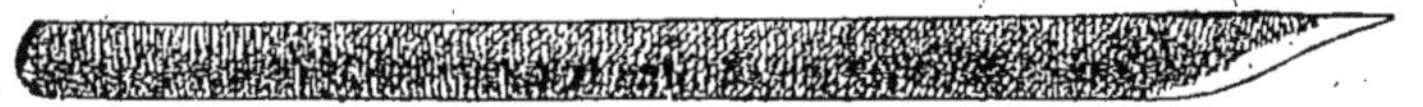

Fig. 75. — Tranchet de cordonnier pour couper les plâtrés

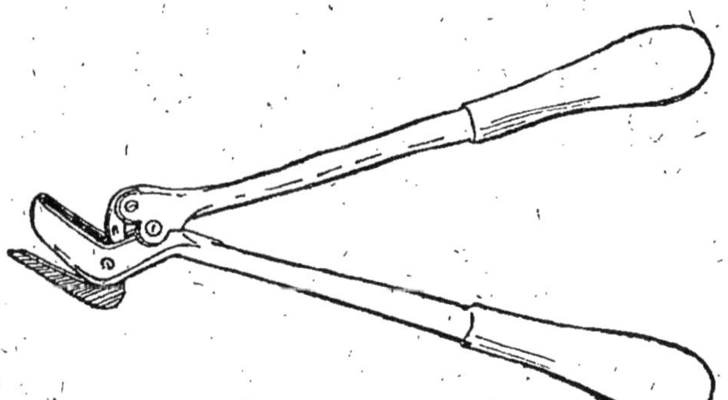

Fig. 76. — Cisaille de Still pour couper les plâtrés

de large et on entoure la région d'une couche mince mais *très régulière*. Le mieux est d'utiliser du coton en feuilles comprimées.

Instruments. — Pour couper les appareils plâtrés, on peut se servir d'un vieux bistouri, d'un couteau, ou mieux, d'un vulgaire tranchet de cordonnier (fig. 75) dont la lame est courte et le manche long et épais.

Pour enlever le plâtré, une cisaille est nécessaire ; il en existe plusieurs modèles, un des meilleurs est la pince de Still, qui possède une grande puissance (fig. 76). Privat a fait construire une excellente cisaille.

Appareils de soutien. — Pour appliquer l'appareil plâtré en bonne position, il faut, suivant le cas, disposer soit d'un *pelvi-support*, soit d'un mode de suspension.

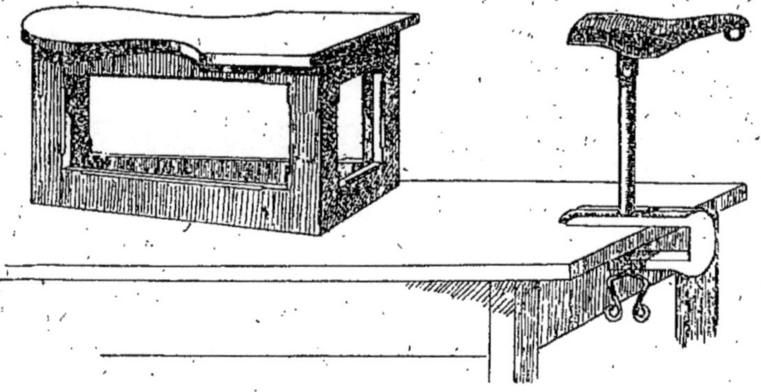

Fig. 77. — Pelvi-support avec partie céphalique mobile en forme de trèfle et partie pelvienne en forme de selle de bicyclette fixée à la table.

1° *Pelvi-support.* — Cet appareil est destiné à soulever le malade pour enrouler aisément les bandes quand le plâtre comprend le membre inférieur et le bassin ; il faut donc soutenir les épaules et la tête d'une part, le bassin d'autre part ; les pieds sont maintenus par un aide.

On peut, très simplement, créer un pelvi-support en plaçant sous la tête et les épaules un tabouret, une caisse, ou une pile de gros livres, et en mettant sous le sacrum une boîte ronde et cylindrique, des livres, un *pot de fleurs renversé*. Il est préférable d'employer un de ces pelvi-supports dont il existe de nombreux modèles ; on choisira un des moins compliqués sans glissières, avec une partie céphalique rembourrée, et une partie pelvienne (fig. 77-78), fixée sur un disque plat et large, ou vissée sur le bord de la table.

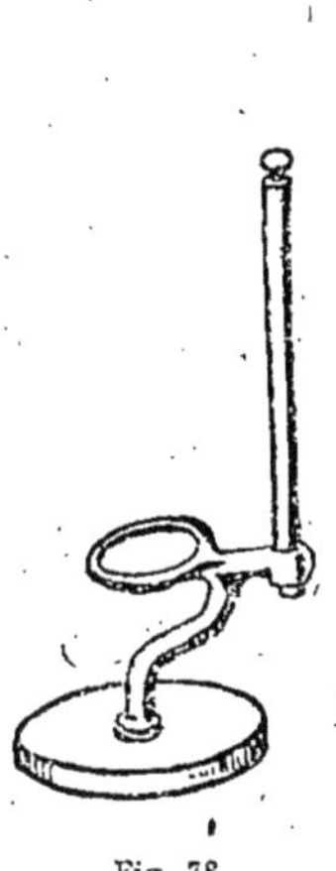

Fig. 78.
Pelvi-support.

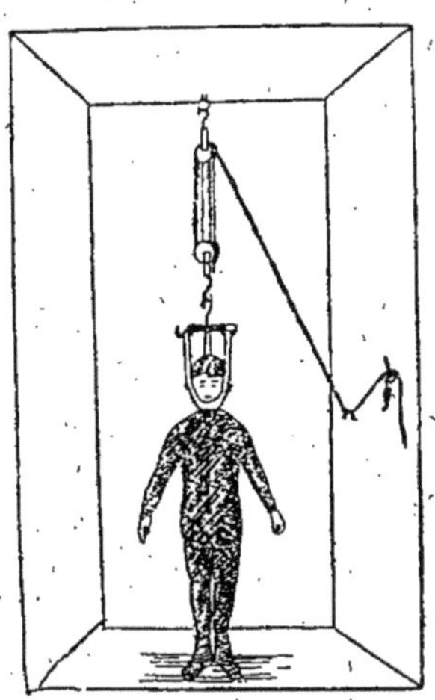

Fig. 79
Manière de faire la suspension au chambranle d'une porte.

2° *Suspension.* — La suspension est nécessaire pour l'application des corsets plâtrés ; on peut la réaliser de plusieurs façons : soit à l'aide d'un trépied de Sayre ou d'un piton planté au plafond près d'un mur, sur ce piton, s'accroche une moufle ; soit en utilisant un anneau de lustre, auquel on passe une corde qui d'un côté soutient la pièce de bois à laquelle on accrochera le malade, et de l'autre s'accroche à un clou mural.

On peut encore employer : une échelle double, la corde se réfléchissant sur l'échelon supérieur ; un fort bâton mis sur deux meubles élevés ; un piton planté au chambranle d'une porte (fig. 79).

On n'oubliera pas *des bandes de toile* pour hâter la dessication, et des attelles en bois, arrondies à leurs extrémités.

II. — Préparation du malade et des matériaux

Examen du malade. — Avant de mettre l'appareil plâtré, en particulier s'il s'agit d'un corset, examinez attentivement le malade surtout au point de vue *pulmonaire*, et attendez que toute affection viscérale ait disparu.

Donnez un *bain* au malade la veille ou tout au moins nettoyez à l'alcool la région. Recherchez l'existence des *abcès ;* s'il en existe un en formation, repérez-le pour fenêtrer l'appareil plus tard.

Toute *plaie* (fistule, eschare) sera désinfectée (teinture d'iode) et recouverte d'un pansement ; le lendemain pratiquez une fenêtre à son niveau.

Si l'on applique l'appareil plâtré pour une *fracture* ou pour une *attitude vicieuse*, réduisez le déplacement, corrigez la déviation avant d'appliquer le plâtre ; maintenez la correction pendant la solidification.

Préparation des matériaux. — Il est nécessaire d'avoir à sa disposition :

1° Une paire de ciseaux;

2° Un tube de jersey, du coton ordinaire;

3° Deux cuvettes, l'une avec de l'eau simple pour y plonger les bandes plâtrées à l'avance ; l'autre pour faire la bouillie plâtrée destinée aux attelles;

4° Des bandes plâtrées à sec à l'avance de 3 à 5 mètres de long sur $0^{m}10$ à $0^{m}15$ de large ; elles seront peu serrées pour mieux s'imbiber.

5° Des attelles de renfort de 5 à 6 épaisseurs, coupées dans une pièce de tarlatane ; elles auront la longueur du membre et en largeur sa demi-circonférence.

Ouate. — Il faut répartir les paquets d'ouate ordinaire en bandes dont on fait des *rouleaux* faciles à manier. Ces bandes seront *très minces* et auront $0^{m}25$ de large sur $1^{m}25$ de long.

Pour les préparer, on étale le paquet d'ouate en un vaste rectangle dont on divise le côté le plus petit en parties de 0m25 de large, et l'on déchire le paquet sur toute sa longueur de façon à avoir trois bandes. Chaque bande est divisée à son tour en trois minces feuillets dont on fait des rouleaux.

Bandes plâtrées. — On peut les couper dans une pièce de tarlatane apprêtée et on leur donne de 0m12 à 0m18 de large sur 3 à 5 mètres de long.

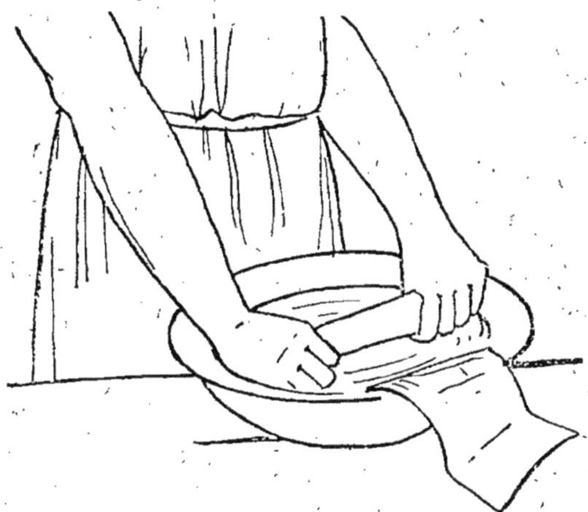

Fig. 80. — Enroulement des bandes dans la bouillie plâtrée

Voici un moyen commode pour préparer les bandes de tarlatane : habituellement le rouleau initial est coupé au rasoir en tranches égales, il en résulte que la bande n'est pas coupée *droit fil*, ses bords sont plus ou moins en biais, de là vient que son déroulement est à tout moment entravé par les fils aberrants accumulés en anneaux. Pour éviter cela, en tête de la pièce, déroulée à terre, pratiquez de 10 en 10 ou de 15 en 15 centimètres des incisions qui libèrent les chefs des bandes à venir. Un aide prend les chefs pairs, un autre les chefs impairs ; en s'écartant l'un de l'autre ces aides déchirent la pièce de bout en bout suivant la trame ; les bandes seront de déroulement parfait.

Ces bandes peuvent être plâtrées de deux façons :

1° Au moment de les employer en les enroulant (fig. 80) dans la bouillie plâtrée assez claire (3 parties d'eau pour 4 de plâtre) ; on y fait passer la bande tout en l'enroulant en forme de cylindre bien régulier.

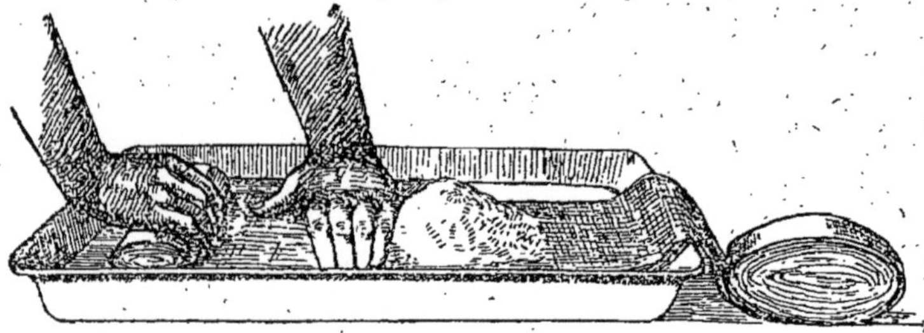

Fig. 81. — Enroulement d'une bande dans le plâtre sec

2° En les saupoudrant de plâtre sec à l'avance, de telle sorte qu'il suffit de les tremper dans l'eau froide au moment de les utiliser. Mais ce procédé nécessite l'emploi des bandes dans les quarante-huit heures qui suivent leur confection, sinon elles s'éventent, ou bien il faut les conserver dans une boîte en métal bien close et placée à l'abri de l'humidité.

Pour saupoudrer les bandes, les mains étant bien sèches, on met dans un large plateau, très sec et à fond plat, une extrémité de la bande qui traverse le plateau dans toute sa longueur ; sur cette extrémité on verse 5 poignées de plâtre en tas (fig. 81). Il ne reste qu'à tirer la bande en l'enroulant et en refoulant le plâtre avec le bord cubital d'une main. Il doit y avoir *assez de plâtre et pas trop*, et la bande doit être enroulée *peu serrée* pour qu'elle s'imbibe plus tard. Ce procédé est le plus sûr.

Attelles. — Ce sont des pièces qui servent à construire ou à renforcer les endroits de l'appareil qu'il faut fortifier. On les coupe dans la tarlatane, mais on ne les fera pas trop épaisses, car elles se mouleraient mal sur la région. On les fait avec 4 ou 5 épaisseurs de tarlatane repliées sur elles-mêmes, on presse pour former les plis et il est inutile de faufiler ; on les plonge dans la bouillie plâtrée au moment de les appliquer.

Bouillie plâtrée. — C'est le point délicat et important ; si la bouillie est mal gâchée, elle ne fera pas prise ; si elle est trop claire, elle sèche mal et manque de solidité ; si, enfin, elle est trop épaisse, elle sèche trop tôt et on n'a pas le temps de bien appliquer l'appareil, de plus, le plâtre se ramollit quelques jours après.

Pour bien *gâcher* le plâtre, mettez dans une cuvette de l'eau froide, jamais d'eau chaude ni de sel, ce qui donne des appareils peu solides, puis versez le plâtre, non pas en bloc, mais peu à peu, en saupoudrant la surface de l'eau. *Attendez que tout le plâtre soit dans l'eau avant de remuer le mélange* et, quand il y sera, vous brasserez légèrement ; gâchez et broyez les grumeaux avec la main. Si la bouillie paraît trop claire, ajoutez du plâtre ; mais si elle paraît trop épaisse *n'ajoutez jamais de l'eau*, il vaut mieux la refaire.

La proportion de plâtre et d'eau est difficile à formuler, car elle varie avec la qualité du plâtre ; on peut faire un essai en gâchant un peu de bouillie afin de voir comment elle sèche ; une bouillie bien faite demande de 12 à 15 minutes pour sécher, elle doit avoir la consistance de la *crème douce*. Voici les données moyennes :

Bandes plâtrées : 3 parties d'eau pour 4 de plâtre.

Attelles plâtrées : bouillie plus épaisse, 3 parties d'eau pour 5 de plâtre.

Pour raccommoder un appareil, bouillie plus claire, parties égales d'eau et de plâtre.

Technique de choix. — Pour gâcher le plâtre, le mieux est d'employer une terrine ou une cuvette, dans laquelle on met 1 litre ou 2 d'eau légèrement dégourdie, c'est-à-dire à peine tiède (Hennequin). Puis soit en tapotant doucement sur la boîte, soit eu prenant le plâtre à pleines mains, et en le tamisant à travers les doigts écartés, *on le sème* jusqu'à ce qu'il

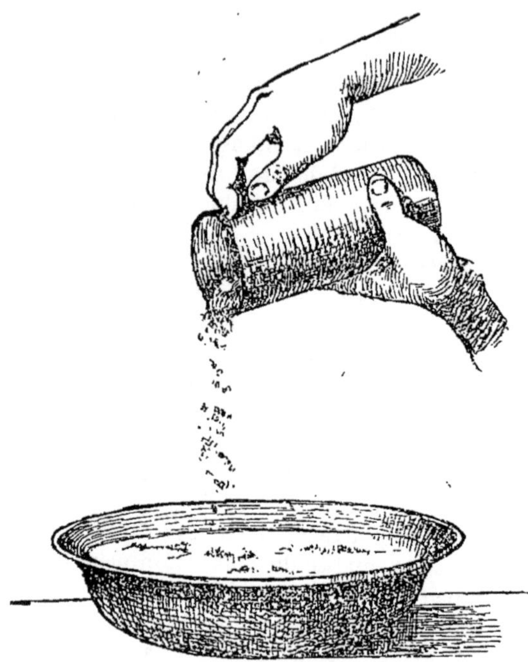

Fig. 82. — Manière de faire la bouillie plâtrée

affleure en surnageant franchement par petits îlots, l'imbibition devenant plus lente (fig. 82).

Gâchez *seulement alors* avec la main en écrasant tous les grumeaux.

On enroule dans ce plâtre les attelles, en tenant les mains au fond de la cuvette ; puis on enroule en sens contraire une deuxième fois, toujours les mains plongées dans la bouillie. On les porte sans les essorer immédiatement sur une table recouverte de linge sec sur 2 ou 3 épaisseurs. On passe légèrement la main sur l'attelle pour répartir également le plâtre ; si l'on trouve la surface un peu sèche on étale un peu de bouillie sur la bande ; on la retourne et l'on agit de même sur l'autre face. Cela fait on enroule l'attelle pour retarder la dessication et on prépare les suivantes.

III. — Du choix de l'appareil plâtré

Les conditions que doit remplir un plâtré sont : la *solidité* et la *bonne immobilisation* des parties osseuses.

Or pour chaque partie du corps, il n'existe qu'un type d'appareil, dont les diverses variétés ne se distinguent que par la longueur ; mais pour une bonne immobilisation, il suffit de se rappeler le principe suivant :

Si l'on veut immobiliser une articulation ou les deux fragments d'une fracture, on doit prendre dans l'appareil les articulations sus et sous-jacentes.

Faute d'appliquer ce principe, le malade en déprimant, dans un appareil trop court, ses parties molles, sur le bord du plâtré, fera mouvoir le segment de squelette que l'on veut immobiliser.

Il faut donc appliquer de grands appareils plâtrés ; ainsi pour une lésion du genou l'appareil devrait s'étendre des orteils à l'ombilic, immobilisant ainsi le cou-de-pied et la hanche.

Ce principe ne s'applique plus lorsqu'on emploie la méthode de Delbet pour les fractures du membre inférieur, dans lesquelles l'appareil plâtré maintient l'extension correctrice de la fracture en se moulant sur le squelette et en prenant son point d'appui sur les épiphyses de l'os fracturé.

L'appareil plâtré inamovible ne doit pas être appliqué sur un membre augmenté de volume, car il deviendrait trop grand, ni sur un membre susceptible d'augmenter de volume car la circulation s'y trouverait entravée.

Il doit être appliqué sur le membre fracturé lorsque l'on a

la certitude que la réduction du déplacement est suffisante ; la radiographie de face et de profil donne seule cette certitude.

IV. — Technique

Préparation de la région. — Le membre sera bien nettoyé et désinfecté pour éviter les infections cutanées. On revêt à l'avance le malade d'un jersey bien tendu et uni ; si l'on emploie l'ouate, on la déroule bien régulièrement en couche très mince permettant de voir la peau à travers l'ouate ; les grosses couches d'ouate provoquent des eschares par le glissement et le frottement de l'appareil.

Quand le malade est très maigre, on renforce d'ouate les saillies osseuses (crêtes iliaques, apophyses épineuses). S'il s'agit d'une fracture on peut enduire le membre de vaseline pour éviter l'adhérence des poils au plâtre.

Le sol, le lit seront protégés par des alèzes et des toiles.

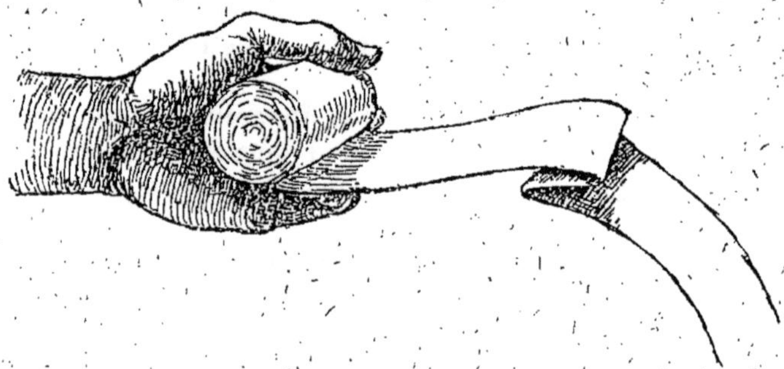

Fig. 83. — Manière de faire un double retourné

Applications des bandes et des attelles. — Vous appliquerez successivement :

1º *Une bande plâtrée* sur le revêtement pour le bien fixer ; ce seront soit des bandes trempées dans la bouillie, soit des bandes préparées avec du plâtre sec qu'on plonge dans l'eau froide (1re cuvette) ; on laisse ces dernières dans l'eau pendant deux minutes sans les toucher, jusqu'à ce qu'elles ne laissent plus échapper de bulles d'air, puis on les exprime en plaçant les mains aux deux extrémités (et non à la partie moyenne) pour empêcher le plâtre de s'échapper.

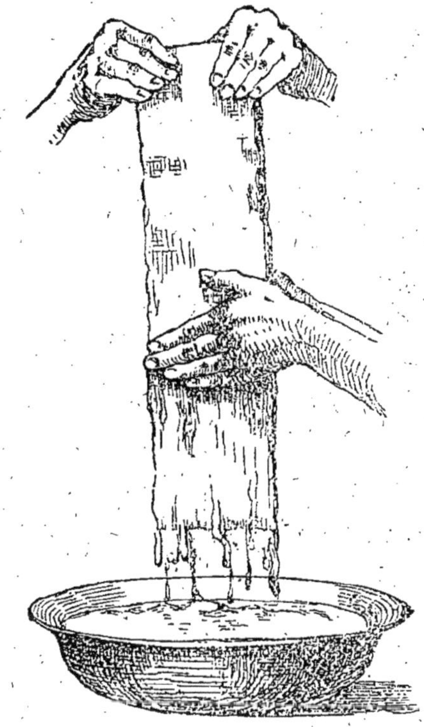

Fig. 84. — Manière d'exprimer une attelle chargée de bouillie plâtrée.

Enroulez la bande, les tours empiétant l'un sur l'autre, sur tout le revêtement, et *sans serrer*, ni tirer (sinon l'appareil serait trop serré), et en évitant de faire des cordes (s'il s'en produit, mieux vaut les couper et étaler les deux extrémités).

Pour consolider l'appareil, surtout les corsets, et lui faire épouser toutes les formes, Ducrocquet décrit avec la bande des *retournés* qui consistent à ramener la bande en arrière, puis à la reconduire dans sa direction primitive en lui faisant prendre une certaine obliquité (double retourné. Fig. 83).

Pour faire un appareil solide, il faut une quinzaine de jets de bande superposés pour les parties qui ne forcent pas, et une vingtaine ou une trentaine pour les plis de flexion (si l'on n'utilise pas les attelles).

2° *Les attelles chargées de bouillie plâtrée.* — Les attelles sont plongées dans la bouillie (2e cuvette), non pas en bloc, mais en les faisant glisser doucement ; malaxez ; quand elles sont bien imprégnées, *exprimez-les* en les faisant glisser entre les deux mains (fig. 84), puis vous étalez l'attelle sans plis sur la région en la moulant exactement ; si elle fait pont en un point, faites une entaille pour qu'elle s'applique bien.

3° *Badigeonnez de bouillie plâtrée* tout l'appareil, bandes et attelles ; la bouillie forme un mortier qui unit les diverses parties de l'appareil et les solidarise en une sorte de bloc.

4° *Une dernière bande plâtrée,* qui maintient l'ensemble, est appliquée, en serrant un peu.

Modelage. — La vraie confection, la conformation à donner à l'appareil, constitue un temps capital, le plâtre n'étant pas encore sec. Evitez les bracelets constricteurs épais qui compriment les vaisseaux et peuvent causer du sphacèle.

Il s'agit de prévenir le retour des déviations corrigées ; un aide maintient le membre en bonne position, et le chirurgien modèle l'appareil en *encastrant les parties osseuses entre deux dépressions*, de façon à former de véritables *plâtres sur mesure* (Privat) ; la crête iliaque, le grand trochanter, le genou, etc., telles sont les parties à modeler pour le membre inférieur.

Dessication. — La solidification de l'appareil demande 10 à 15 minutes et dégage de la chaleur ; on reconnaît qu'il est sec quand il résonne sous le doigt qui le percute ; pendant toute la durée de la dessication, il faut maintenir la correction et le modelage.

Il faut que le plâtre sèche lentement pour que l'appareil soit plus solide. Cependant on peut rendre le séchage plus rapide :

a) En enroulant une bande de toile qui prend l'eau ;

b) En exprimant très fortement les attelles avant de les appliquer ;

c) En badigonnant (3e temps) avec une bouillie plus épaisse ;

d) En saupoudrant l'appareil terminé de plâtre sec ;

e) En faisant flamber de l'alcool près du malade, ou en ventilant à l'air chaud ;

f) En recouvrant le plâtre encore humide d'une pièce de tarlatane sèche, ou surtout de linges très chauds qui absorberont l'humidité.

Le bouillie faite avec de l'eau chaude ou du sel marin sèche plus vite, mais elle donne des appareils peu solides.

Quand la dessication est *trop rapide*, badigeonnez l'appareil de bouillie claire, exprimez peu les bandes et hâtez-vous.

Émondage. — Il est bon dans la construction de l'appareil plâtré de dépasser largement ses limites ; on enlèvera ensuite, quand le plâtre sera bien sec (une demi-heure aprés sa dessication), l'excédent. On découvre les orifices naturels, on fait déborder le jersey, on laisse libre au pied le cinquième orteil, etc.. La cisaille est mauvaise car elle soulève le plâtre, employez un couteau, un tranchet, après avoir dessiné le trajet. Puis le malade est mis dans son lit.

Echancrures et fenêtres définitives. — Quand le plâtre est bien sec (deux jours après), on fera les fenêtres nécessaires, variables selon l'appareil, non pas avec une cisaille, mais avec un couteau ou un tranchet ; tracez l'incision et de chaque côté de ce trait coupez le plâtre de façon à former une rigole assez large, à bords en biseaux, creusez ainsi jusqu'au jersey ; si le plâtre est trop dur, versez-y un peu d'eau ou de vinaigre.

Consolidez l'appareil s'il en a besoin dans les parties faibles avec une bouillie claire ; imprégnez-en largement l'appareil, et mettez-y des carrés de tarlatane (d'une seule épaisseur) trempés dans la bouillie, étalez-les, et placez en trois ou quatre.

Polissage. — Le polissage empêche les parcelles de plâtre de se détacher, il supprime les aspérités, il permet le nettoyage de l'appareil et le rend très uni et comme vernissé. On peut badigeonner avec la mousse de savon ; mieux vaut se servir d'eau et de plâtre. Attendez deux ou trois jours, grattez au couteau les aspérités ; avec une bouillie claire (parties égales eau et plâtre) badigeonnez l'appareil, puis gâchez un peu de plâtre incomplètement et enduisez l'appareil en frottant avec la paume de la main pour remplir les trous ; enfin ajoutez de l'eau à la bouillie et avec cette eau à peine plâtrée, frottez la surface du plâtre, qui deviendra luisante. On peut aussi appliquer sur la dernière couche de plâtre encore humide un grand carré de tarlatane gommée sèche qui entoure le membre.

L'appareil, après ce polissage, étant pendant quelques heures un peu ramolli, on tiendra le malade au lit.

V. — Soins à donner à un malade qui vient d'être plâtré

Transport et couchage du malade. — Quand on porte un malade qui a un grand appareil du membre inférieur, il faut éviter de faire plier la cuisse sur le bassin. Si le malade est grand, il faut deux porteurs se plaçant tous deux du même côté : l'un se charge du tronc, l'autre du membre inférieur et du bassin ; le malade, bien horizontal, est soulevé avec ensemble. On le couche délicatement et on l'arrange dans son lit bien chauffé et garni de boules d'eau chaude, de façon que l'appareil porte bien et ne gêne pas le malade ; ainsi, pour la position de flexion et abduction de la luxation congénitale de la hanche qui vient d'être réduite, on mettra un coussin sous le genou. Si le malade porte un corset plâtré à col officier, pour qu'il n'ait pas le cou scié, placez un petit coussin plat ou un drap roulé sous ses épaules et sa nuque, il soutient l'appareil et l'empêche de se briser.

Surveillance de l'appareil et du malade. — *Appareils trop serrés.* — On s'assurera que l'appareil n'est pas trop serré, ce qui pourrait amener du sphacèle ou bien de l'ischémie des muscles suivie de leur dégénérescence et de leur rétraction consécutive (maladie de Volkman).

Pour cela, on examinera les extrémités des membres chaque jour ; pour *le membre inférieur*, on vérifiera l'état des orteils (coloration, température, mobilité, sensibilité). Les orteils bleuâtres ou trop blancs indiquent que l'appareil est trop serré : il faut le fendre aussitôt sur le cou-de-pied et écarter les deux côtés. Si la circulation ne se rétablit pas, coupez plus haut autant qu'il est nécessaire.

S'il existe simplement de l'œdème des orteils, élevez le pied et comprimez-le avec une bande et de l'ouate. Pour le membre supérieur, même observation pour les doigts.

Si la ceinture est trop serrée, faites une fente verticale à son niveau et écartez, de même au pli fémoro-génital.

Pour le *cou* (corset plâtré), si la déglutition est gênée, soulevez les épaules avec un oreiller, ou fendez le col verticalement ; quand tout le cou est pris, fenêtrez-le.

A la *poitrine*, quand le malade est gêné pour respirer, enlevez le coton que vous avez mis, ou agrandissez la fenêtre.

Accidents de l'appareil. — On doit s'assurer de temps en temps de la solidité de l'appareil, qui peut se fendre ou se briser.

Si l'appareil est *fendu*, éraillez la surface du plâtre de la région, avec un couteau, par de petites entailles ; appliquez de la bouillie claire avec quatre ou cinq attelles de tarlatane d'une seule épaisseur.

Quand l'appareil est *cassé*, recommencez-le ; si vous ne le pouvez, enlevez le polissage, entaillez la région, badigeonnez de bouillie claire et enroulez une bande plâtrée.

Chez les enfants, l'appareil se *ramollit* par suite des souillures fréquentes ; coupez les parties ramollies, en laissant une mince épaisseur de l'appareil, et consolidez-le comme précédemment.

Quand l'appareil est *trop large* (ceinture), fendez-le et

enlevez une bande de plâtre, serrez avec une cordelette et réparez l'appareil sur de l'ouate.

Les appareils *trop serrés* au niveau de la ceinture, du cou, sont coupés en long, on glisse de l'ouate et on répare avec une bande plâtrée ; au niveau des membres, il faut refaire l'appareil.

Surveillance de l'état général. — Les premiers temps, le malade maigrit, car il est immobilisé ; le grand air modifiera rapidement l'état général ; évitez surtout la *constipation*, si fréquente chez ces malades.

Escarre. — Elle peut être due à un corps étranger (plâtre, sable, etc.) ou à un pli de l'appareil. On la diagnostique quelquefois par la douleur du malade en un certain point, et par une sensation de peau collée à l'appareil ; en général elle dégage une *odeur de vieux pansements ;* de plus, elle suinte et donne une *tache brune.* Grattez cette tache, si la teinte diminue pendant que vous pénétrez en profondeur elle vient de l'extérieur ; si, au contraire, elle devient plus foncée, il y a escarre.

Faites une fenêtre large à ce niveau, et pansez la plaie tous les jours ; désinfectez-la avec la teinture d'iode, cautérisez au nitrate d'argent, pansez avec : oxyde de zinc, gaze, ouate et bande de tarlatane mouillée.

Irritations cutanées, eczéma humide, etc. — Soignez le tube digestif, laissez à l'air la peau recouverte de gaze.

Points douloureux. — Pour les appareils du membre inférieur, souvent le malade se plaint du talon dès la première nuit ; si la douleur est intolérable, faites une fenêtre, non pas sur le talon, mais *en avant de l'articulation tibio-tarsienne,* fenêtre très large arrivant aux malléoles de chaque côté.

Si la douleur survient plusieurs jours après la pose de l'appareil, elle siège au niveau du *tendon d'Achille,* ouvrez alors une fenêtre *en arrière,* au niveau de ce tendon, mais sans qu'elle empiète sur le calcanéum, car le pied, non soutenu, se déplacerait.

Dans les corsets à grand col, s'il existe des douleurs dans les articulations temporo-maxillaires, mettez du laudanum dans le conduit auditif.

En règle générale, si le malade se plaint, attendez un jour ou deux et, si la douleur persiste, faites une fenêtre ou une fente verticale ; bourrez ensuite d'ouate et serrez avec une bande.

Une *bourse séreuse* peut se développer au niveau du bord supérieur d'un appareil avec ceinture abdominale sur la région vertébrale.

Habillement du malade. — Si le malade doit marcher, des habits plus amples suffiront ; s'il doit rester couché, on lui mettra :

Une grande chemise de nuit, fendue par derrière de haut en bas ;

Des bas et des chaussons ;

Une robe de chambre en laine, longue et fendue par derrière;

Une couverture de voyage dans laquelle on l'enroule des pieds aux aisselles.

Soins spéciaux. — Tous les jours, on nettoiera, lavera et frictionnera au gant de cuir les parties du corps laissées à découvert par l'appareil ; de temps en temps, on passera sur les bords de l'appareil un tampon de coton vaseliné pour retirer les impuretés glissées sous le plâtre.

Les *radiographies* ne sont pas impossibles à travers l'appareil plâtré ; une fenêtre antérieure et une autre postérieure donneront de meilleures épreuves.

Pour prendre *les repas*, les malades porteurs du corset ou d'un appareil du membre inférieur se soulèvent légèrement en se penchant de côté; on peut aussi surélever par des briques les pieds du lit correspondant à la tête. Ceux qui ont un grand col doivent, les premiers jours, être nourris avec du lait et du bouillon pris à l'aide d'un biberon à goulot ou d'un chalumeau. Au bout de quarante-huit heures, ils pourront ouvrir la bouche et manger ; l'assiette sera mise sur la poitrine et à l'aide d'une glace ils prennent leurs aliments avec une fourchette (Privat).

Le *bassin* plat, sur lequel on fera aller le malade à la selle, sera garni d'une serviette pliée pour que le plâtre ne se brise pas sur le métal ; s'il porte un corset, il pourra se soulever lui-même pendant qu'on glissera le bassin ; s'il y a une minerve à grand col, on dégagera le derrière de la tête pour qu'elle puisse basculer ; enfin s'il a un grand appareil du membre inférieur, une main élèvera le membre malade pendant que l'autre jambe pliée servira d'arc-boutant.

Chez les *tout jeunes enfants*, il faut garder l'appareil propre ; pour cela on peut les coucher sur du son, qui forme avec les excreta des boulettes qu'on retire ; le son est changé tous les jours ; ou bien on entourera l'appareil de pièces de tissu-éponge souvent renouvelées, et l'on mettra des lames d'ouate hydrophile au niveau des orifices naturels ; on les changera quand elles seront souillées.

Lit. — Le malade sera placé sur un cadre-gouttière facile à transporter : une planche plus longue que le malade, ou un cadre, un matelas par dessus, et deux sangles, constituent la gouttière, qui sera mise dans le jour sur deux chaises, sur une voiture, ou sur un tréteau roulant ; le malade peut passer la nuit, si l'on ne peut le mobiliser, dans cette gouttière, sinon on le porte dans son lit.

VI. — Comment on enlève un plâtre

Avant d'enlever le plâtre, il est d'une bonne pratique de donner un *bain* au malade pour ramollir l'appareil et rendre sa section plus facile.

Ce bain sera local ou général (plâtré de la hanche) : sa température atteindra 37°, et il durera vingt minutes ;

l'emploi ramollissant du vinaigre est très pratique ainsi que celui de l'acide acétique.

Section et sortie de l'appareil. — Pour ouvrir l'appareil avec un *couteau* (tranchet de cordonnier, ou couteau de poche très affilé), faites une rainure en respectant le jersey pour épargner la peau, vous couperez le jersey en dernier lieu avec des ciseaux.

Mieux vaut employer un *sécateur* ou une *cisaille* pour plâtrés (cisailles de Seutin, de Still) ; avec les cisailles, pour ne pas blesser la peau, il faut tenir la lame profonde, bien parallèle au corps ; et pour éviter les douleurs, on passera loin des régions où le squelette est superficiel ; à la jambe on passera sur la face externe ; pour l'abdomen, sur la ligne médiane. La section faite, on écartera les bords du plâtré en évitant les secousses. A ce moment rassurez le malade, évitez ses contractions pour ne pas mobiliser les articulations et lui épargner une fracture, soulevez-le et transportez-le hors du plâtre sur une table.

Le malade est recouvert de débris épithéliaux, nettoyez-le à l'éther et à l'eau de Cologne. Si le traitement est fini, donnez-lui un bain.

Le nettoyage après la confection de l'appareil. — Pour éviter de salir la salle où l'on opère, on peut recouvrir le plancher de *draps*.

Quand le plâtre a rejailli sur le *malade*, avant qu'il soit sec, il faut l'enlever avec un tampon imbibé d'eau tiède ; pour enlever celui qui adhère au jersey, on le frotte avec un couteau.

Au niveau des *mains* (de l'opérateur), le plâtre adhère surtout aux poils du dos de la main et de l'avant-bras ; on peut enduire ses mains de vaseline pour éviter l'adhérence, ou bien laver ses mains avant qu'il ne sèche, sous un robinet. Si le plâtre est sec, gâchez un peu de bouillie claire, enduisez vos mains, le plâtre se ramollira et partira facilement sous le robinet ; le brossage enlèvera celui des ongles ; reste enfin la ressource des gants de Chaput, on peut aussi laver les mains dans l'eau très salée.

Sur les *vêtements*, les *tables*, attendez que le plâtre soit sec, puis brossez et grattez.

Enfin, dans les *cuvelles*, le plâtre forme bloc; recouvrez-le d'eau froide pendant un moment, puis soulevez les bords avec un couteau ou coupez-le en croix.

CHAPITRE II

APPAREILS PLATRÉS EN PARTICULIER

I. Membre supérieur. — II. Corsets. — III. Membre inférieur, IV. — Moulage. — V. Appareils pour héliothérapie

I. — Appareils plâtrés pour le membre supérieur

Tous les appareils plâtrés intéressant le membre supérieur ont été étudiés dans les chapitres des fractures de ce membre.

Appareil plâtré pour fracture de la clavicule (fig. 18).
Appareil de Hennequin pour le bras (fig. 20, 21, 22).
Appareil de Hennequin avec bande thoracique (fig. 23-24).
Appareil plâtré pour fracture du coude (fig. 28).
Gouttière plâtrée antérieure du coude (fig. 29).
Gouttière plâtrée du coude et de l'avant-bras (fig. 30-31).
Gouttière pour fractures de l'avant-bras (fig. 32-33).
Appareil plâtré de Hennequin pour la fracture de l'extrémité inférieure du radius (fig. 34).
Attelle pour l'épaule, pour le poignet (fig. 69-71).
Appareil plâtré thoraco-brachial (fig. 62).
Appareils plâtrés à anse (fig. 65, 66, 70).

II. — Corsets plâtrés

Corset moyen à petit col. — Corset à grand col (minerve). — Modifications

A. — Indications

Les corsets plâtrés, utilisés surtout pour le mal de Pott, doivent être d'une technique simple, bien qu'on la complique souvent beaucoup trop. On peut les ramener tous à deux types, en éliminant le petit appareil sans col, qui est un appareil de convalescence pour les maux de Pott inférieurs.

1° L'un s'arrête au cou, c'est le corset plâtré de Sayre (corset à petit col, appareil moyen).

2° L'autre monte plus haut, il englobe le cou, la nuque et le menton, c'est la minerve plâtrée, le corset à grand col (à col, Médicis, grand appareil).

Tous deux, ne se limitant pas aux aisselles comme autrefois, passent sur les épaules et comprennent un certain segment cervical. En effet, on doit rejeter tout corset, plâtré ou non, dont le bord supérieur s'arrête sous les aisselles : ces appareils remontent et soulèvent les épaules en engonçant le cou. Les corsets plâtrés bien faits doivent donc immobiliser et soutenir la plus grande longueur possible de la colonne vertébrale, sans apporter de déformation ; ils ne doivent pas gêner, et pour cela une large fenêtre antérieure, dégageant le thorax et la partie supérieure de l'abdomen, permet au malade de respirer et de manger sans aucune gêne.

Le corset plâtré *moyen* (à petit col) s'adresse à tout mal de Pott siégeant au niveau de la *sixième vertèbre dorsale ou au-dessous d'elle.*

Le *grand corset* plâtré (à grand col, minerve plâtrée) est destiné à immobiliser la tête sur le tronc, il s'adresse aux maux de Pott siégeant au-dessus de la sixième vertèbre dorsale. On l'utilisera aussi dans les cas de très forte gibbosité et de paralysie.

Pour le *mal de Pott lombaire,* le bord supérieur peut s'arrêter à 2 centimètres au-dessous de la poignée du sternum, puis il forme de petits ailerons latéraux, et passe sous l'aisselle.

BUT. — Ces corsets sont destinés à empêcher la flexion du tronc en avant en maintenant en place le thorax et le bassin ; cette flexion est due à la destruction des corps vertébraux atteints par la tuberculose, qui s'affaissent et créent les gibbosités, d'où déformation des apophyses épineuses. On les renouvelle tous les quatre ou cinq mois.

Les *points d'appui* des corsets plâtrés sont : les os coxaux, la base de la tête, le thorax ; à leur niveau, on devra modeler l'appareil.

Durée. — Le mal de Pott nécessite :

1° Le repos dans la position couchée ;

2° Un appareil plâtré.

Cet appareil plâtré sera mis dès le début, pendant la période de lit, et on le conservera après la mise sur pied pendant encore deux ou trois ans.

Il ne sera quitté qu'après la soudure vertébrale faite ; le mal de Pott étant une fracture pathologique de la colonne vertébrale, « mal de Pott doit signifier corset plâtré » (Calot).

On renouvelle l'appareil tous les quatre ou cinq mois et, après deux ou trois ans de repos dans la position couchée, on met le malade sur pied à condition qu'il ne souffre ni spontanément, ni à la pression du dos, et que son état général soit satisfaisant.

On lève le sujet avec le même appareil plâtré ; les enfants d'hôpital conservent un plâtre ; les enfants de la ville peuvent porter des corsets en celluloïd ou en cuir.

Ces appareils de convalescence seront portés pendant trois ans ou quatre ans.

B. — Corset moyen, à col d'officier

Objets nécessaires. — *Revêtement.* — Un jersey, de l'ouate ou un gilet de flanelle ; une cravate.

Bandes plâtrées. — Deux pour les enfants, quatre pour les adultes.

Quatre attelles :

1. *Attelle postérieure :* longueur, une fois et demie celle du dos ; largeur, demi-circonférence du tronc + 0m10.

2. *Attelle antérieure :* longueur, celle du tronc ; largeur, demi-circonférence du tronc + 0m10.

3. *Ceinture :* longueur, circonférence externe du bassin ; largeur, distance du pubis à l'ombilic.

4. *Cravate :* longueur, circonférence du cou + 0^m10 ; largeur, hauteur du cou + 0^m02.

Plâtre. — 3 kilos pour un enfant, 4 kilos pour un adulte.

Une suspension.

Deux bandes de toile larges toutes deux de 7 centimètres et longues, l'une de 1^m80, l'autre de 1 mètre.

Deux fortes épingles de sûreté.

Comment disposer le revêtement. — Le meilleur revêtement est le jersey ; tendez-le bien en épinglant entre les jambes sa partie antérieure à sa partie postérieure.

Si l'on emploie l'ouate, on la dispose après la suspension ; un gilet de flanelle, une chemise, *cousus par devant*, peuvent être employés.

Protégez le cou par une cravate faite d'un vieux mouchoir ou de trois doubles de mousseline, elle occupera toute la hauteur du cou et sa circonférence plus 10 centimètres.

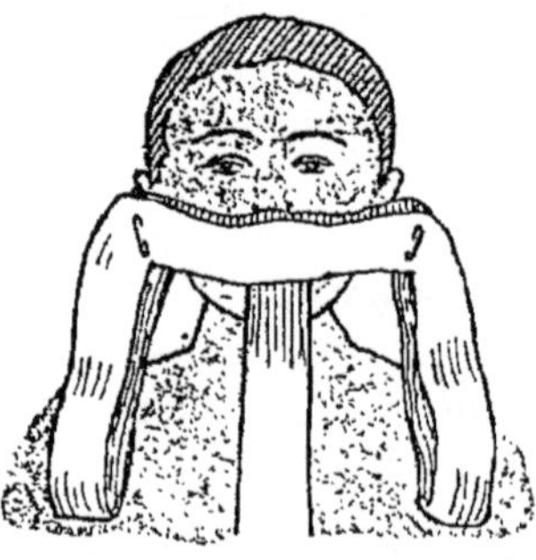

Fig. 85. — Sangle de suspension; place des épingles pour l'anneau central où passera la tête.

La suspension. — Nous savons déjà les divers moyens de suspendre le malade : trépied de Sayre, plafond, porte, échelle, etc. On y accrochera le malade soit par des sangles de cuir, soit très simplement par les *deux bandes de toile* dont nous avons donné les dimensions (1^m80 et 1 mètre) ; si elles sont trop faibles, doublez-les. Cousez la plus longue en anneau et au niveau de cette couture fixez la bande la plus petite perpendiculairement (fig. 85). Il s'agit ensuite de déterminer un anneau central par lequel passera la tête : placez le point d'attache de la petite bande (A) au milieu de l'anneau plié longitudinalement, mettez la sangle ainsi doublée sur la figure du malade (fig. 85), de façon que le point A corresponde au nez ; avec les pouces, repérez les points correspondants aux conduits auditifs externes : c'est là que vous fixerez les épingles.

La tête du malade sera passée dans l'anneau central, la bande verticale placée sur l'occiput, la sangle doit passer avec frottement, sinon rapprochez les épingles.

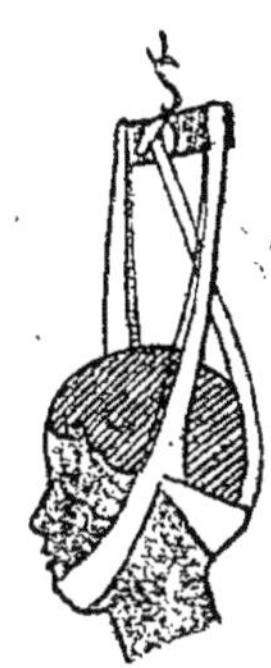

Fig. 86
Sangle appliquée.

Passez les anneaux latéraux dans la tige de suspension, que vous tendez un peu ; la fronde postérieure doit être sous l'occiput ; la fronde antérieure, à *cheval sur le menton* et non en arrière, dégagez les oreilles. Pour empêcher la tête de se déjeter en arrière, tendez et fixez la bande verticale à la tringle (fig. 86).

Position du malade. — La tête doit être parfaitement droite.

Les *bras* ne doivent pas assurer un point d'appui au malade, *pas plus que ses aisselles*, car il remonterait ses épaules ; ils ne seront portés ni en avant ni en arrière ; le coude sera fléchi.

Les *pieds* doivent être bien verticalement placés sous le crochet de suspension ; tirez la corde jusqu'à ce que les talons *commencent* à quitter le sol, pour que le rachis soit bien *tendu*, mais non pas suspendu. Pendant la confection de l'appareil, faites appliquer les talons du malade sur le sol et surveillez pour qu'il ne se soulève pas sur la pointe des pieds.

Placez la *cravate* de mousseline destinée à protéger le cou, et mettez devant le thorax un épais *carré d'ouate* de 3 centimètres d'épaisseur, occupant toute la largeur de la poitrine, et, en hauteur, toute la longueur du sternum ; cette ouate, destinée à assurer un vide pour le jeu de la respiration, sera retirée plus tard par une fenêtre.

Technique de l'appareil. — Un aide a préparé la bouillie et les bandes.

Première bande plâtrée. — Quelques tours de bande plâtrée, passant sur les épaules, se croisant sur le thorax et se terminant par des circulaires sur l'abdomen, fixent le carré d'ouate et cachent le jersey, en descendant jusqu'aux organes génitaux.

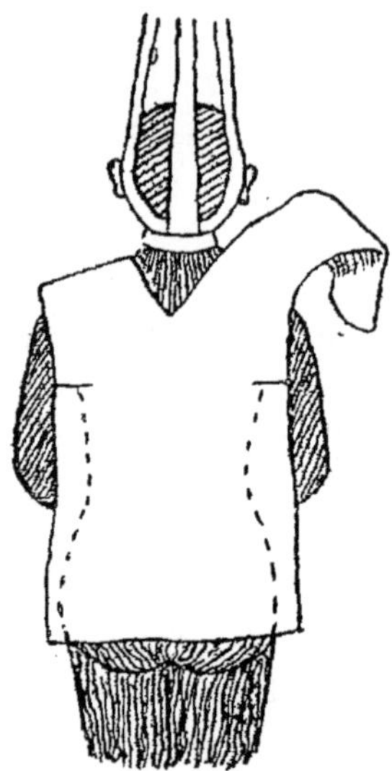

Fig. 87. — Mise en place de l'attelle postérieure. Manière de faire la bretelle.

Attelle postérieure. — Placez-la verticalement sur le dos, son petit bord inférieur descendant au pli fessier ; fendez sa partie supérieure en son milieu jusqu'à la base du cou, et rabattez chaque face sur les épaules ; mais il se forme un pli de soulèvement sur l'épaule et sous l'aisselle, incisez ces plis horizontalement, l'incision du pli situé sur l'épaule se faisant de dedans en dehors (fig. 87) et arrivant à 10 centimètres du bord extérieur ; étalez le lambeau antérieur, qui a la forme d'une bretelle, sur la poitrine et sous l'aisselle ; il doit entrer en contact avec la partie dorsale de l'attelle.

Attelle antérieure. — Étalez-la sur le thorax à partir des clavicules.

Attelle ceinture. — Elle enveloppe le bassin en empiétant sur les organes génitaux.

Attelle cravate. — Serrez-la avec assez de force autour du cou car elle se relâche facilement ; la cravate molle débordera largement, à la partie supérieure.

Dernière bande plâtrée. — Badigeonnez l'appareil de bouillie, et enroulez la bande avec des jets passant sur l'épaule et en serrant fort autour du bas-ventre (car le ventre proémine dans la position debout ; couché, il s'affaisse, d'où un vide).

Modelage. — Placez-vous derrière le malade, écartez le pouce de l'index, et dans leur angle déprimez le plâtre *au-dessus de la crête iliaque*, les deux derniers doigts appuyant dans la fosse iliaque externe, *au-dessous* de la crête.

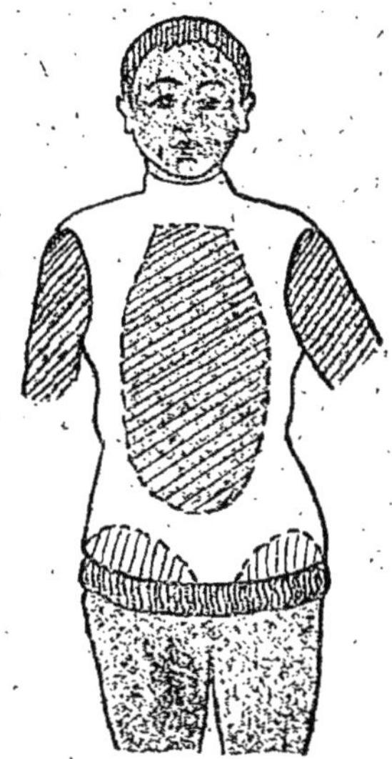

Fig. 88. — Corset plâtré à petit col ; les parties ombrées sont échancrées.

Surveillance de la dessiccation. — Les épaules doivent être à la même hauteur ; les bras doivent tomber naturellement ; les talons doivent appuyer *également* sur le sol ; le tronc doit être droit, sans ensellure lombaire.

Quand le plâtre est sec, enlevez une épingle, la sangle se détache, et pour finir le séchage, couchez le malade sur une table couverte de coussins. Portez-le sans flexion des cuisses et sans soulever la tête.

Échancrures. — Dégagez les *épaules* par une incision verticale aboutissant à l'aisselle ; les mouvements du bras ne doivent pas être gênés.

Bord inférieur. — Coupez-le au niveau du pubis ; dégagez par une encoche le pli de l'aine pour permettre la flexion à angle droit des cuisses.

Col. — Échancrez et régularisez le bord supérieur.

Poitrine. — Au-dessus de l'appendice xiphoïde, faites une

fenêtre de 15 à 20 centimètres de haut et retirez l'ouate mise sur la poitrine.

Deux jours après, dégagez le ventre et le thorax par une vaste fenêtre en forme de lyre (fig. 88), allant du manubrium au-dessous de l'ombilic.

Dos. — Dégagez les épaules et coupez en bas ce qui dépasse le coccyx.

C. — **Corset à grand col** (Minerve)

OBJETS NÉCESSAIRES. — Ce corset ne diffère du précédent que par le col qui embrasse les parties occipitale et mentonnière de la tête.

Revêtement. — Comme pour le corset à petit col, ne pas oublier la cravate molle spéciale.

Bandes plâtrées. — Quatre pour les enfants, six pour les adultes.

Attelles. — Les mêmes que pour le corset à petit col.

En plus trois cravates au lieu d'une seule. Deux sont carrées ayant 25 centimètres de côté ; la troisième aura pour largeur la distance des lèvres à l'os hyoïde, pour longueur la circonférence occipito-mentonnière.

Plâtre. — 3 kilos 500 pour enfants, 4 kilos 500 pour adultes.

Suspension, sangle, épingles comme pour le corset à petit col.

Préparation du malade. — Chez les femmes, on dispose les cheveux en deux nattes que l'on enroule sur les côtés de la tête.

Chez les hommes, on laisse pousser la barbe pendant quelques jours, car les poils trop courts frottant contre le plâtre sont très douloureux.

Suspension. — Mettez le revêtement et suspendez le malade la tête étant *bien droite*, point très important, puisqu'elle sera dans le plâtre.

Complètez le revêtement. — Placez une *cravate* de mousseline repliée trois fois, qui embrasse le menton et la région sus-hyoïdienne et vient se croiser en passant par-dessus la sangle sur l'occiput. Recouvrez avec un rouleau d'ouate mince le front, la nuque, le cou, de façon à ne voir que les yeux, le nez, la bouche. Un carré d'ouate recouvre la poitrine.

TECHNIQUE. — *Première bande plâtrée.* — On l'enroule autour de la tête de façon qu'elle recouvre d'abord le front, la nuque, le menton, en effleurant la lèvre inférieure. Faites ensuite deux circulaires autour du cou et entourez le tronc.

Attelles. — Placez les attelles du tronc (postérieure, antérieure, ceinture, comme dans le corset précédent). Mettez ensuite les attelles carrées de la tête : l'une se place sur la nuque, du vertex à l'omoplate ; l'autre sous le menton, des lèvres à la poitrine.

En dernier lieu, encerclez le tout avec l'attelle occipito-mentonnière (attelle cravate) (fig. 89).

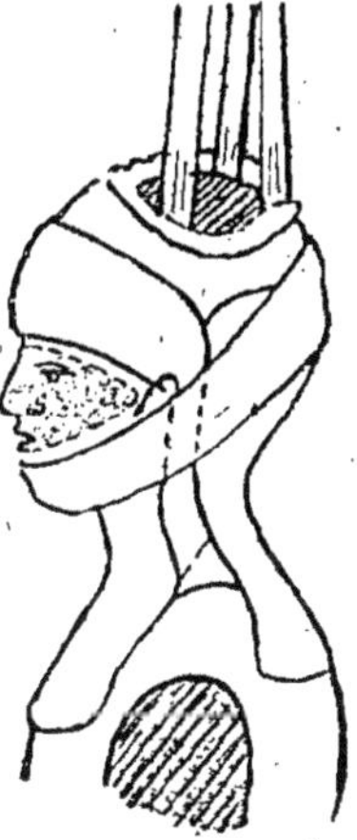

Fig. 89. — Minerve; disposition des attelles cervicales.

Dernière bande plâtrée. — Après avoir enduit de bouillie, enroulez la dernière bande comme la première.

Modelage. — Modelez les crêtes iliaques, pressez légèrement sur le menton et sur la nuque. Évitez les attitudes vicieuses, les torsions de la tête, et vous avez la figure 90.

Couchez le malade sur des oreillers et évitez que la tête

repose sur une table, elle doit porter dans le vide, déborder la table ; évitez, en le transportant, de faire plier le tronc ou la tête.

ÉCHANCRURES. — Le malade étant couché, dégagez son *front* en enlevant le bandeau frontal (fig. 91).

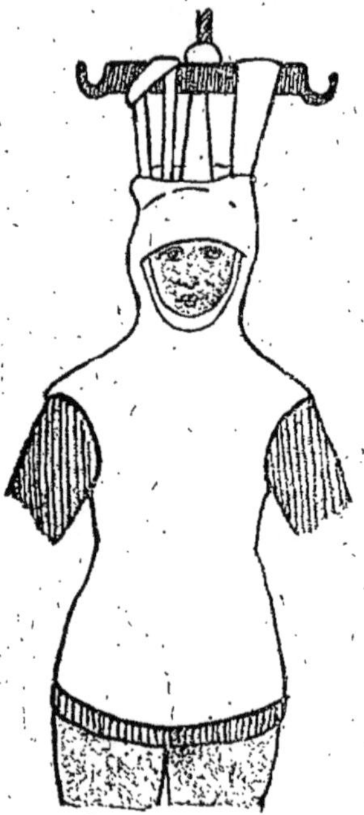

Fig. 90. — Corset à grand col non échancré (brut).

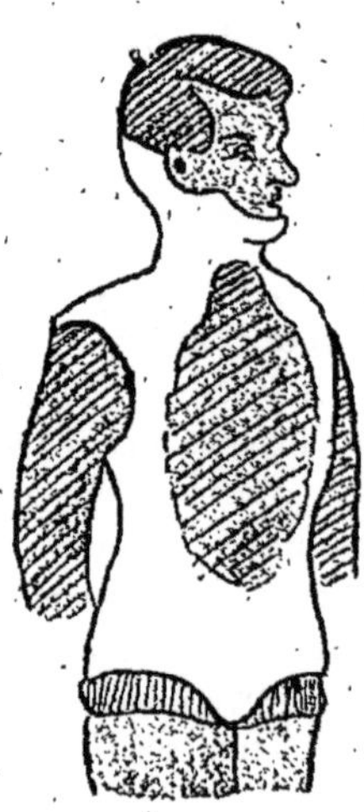

Fig. 91. — Corset à grand co échancré.

Tête. — Enlevez tout ce qui est au-dessus d'une ligne partie de la protubérance occipitale externe et passant à mi-chemin entre le bas du menton et la lèvre inférieure ; libérez l'oreille, enlevez la sangle, régularisez et abaissez un peu le rebord mentonnier.

Bras et bord inférieur, comme précédemment.

Poitrine. — Pratiquez une fenêtre pré-sternale le premier jour, pour retirer le coton ; deux jours après, échancrures comme pour le corset à petit col, mais en remontant plus haut et en libérant la partie inférieure du cou.

C. — Modifications spéciales à certains cas

Mal de Pott avec gibbosité. — Ouvrez le plâtre et pratiquez une fenêtre assez large au niveau de la gibbosité ; bourrez la fenêtre de tampons d'ouate tassés fortement et saillants ; par-dessus serrez une bande de tarlatane gommée et mouillée. Quand elle adhérera, on la coupera sur les bords de la fenêtre antérieure.

Fenêtres pour abcès. — Si l'abcès siège au cou : faites une encoche claviculaire de son côté ; si c'est dans la fosse iliaque, enlevez un carré sur le bord inférieur au niveau de cette fosse.

Mal de Pott avec paraplégie. — Dans ce cas il faut un corset à *grand* col très exact. Or la suspension ne peut être supportée par ces malades ; il faut les asseoir très légèrement sur un siège spécial : épaisse barre de bois supportée par deux chaises et sur laquelle le malade est à califourchon, selle de bicyclette.

Corset pour fracture de la colonne vertébrale. — Il faut faire un corset à grand col dans la position du mal de Pott avec paraplégie. Ouvrez une fenêtre au niveau de la fracture pour faire de la compression.

Mal de Pott et coxalgie. — Faites le corset approprié, puis le pied sain reposant sur une chaise, la suspension soulevant le malade, ajoutez l'appareil à coxalgie qui continue le corset.

Sacro-coxalgie. — L'appareil va des aisselles au genou du côté malade ; on ouvrira une fenêtre antérieure.

Appareils de marche. — S'il s'agit d'un corset permettant la marche, la fenêtre antérieure de tous les appareils que nous avons décrits sera toujours plus restreinte, elle ne remontera pas plus haut que l'appendice xyphoïde, dégageant seulement l'abdomen.

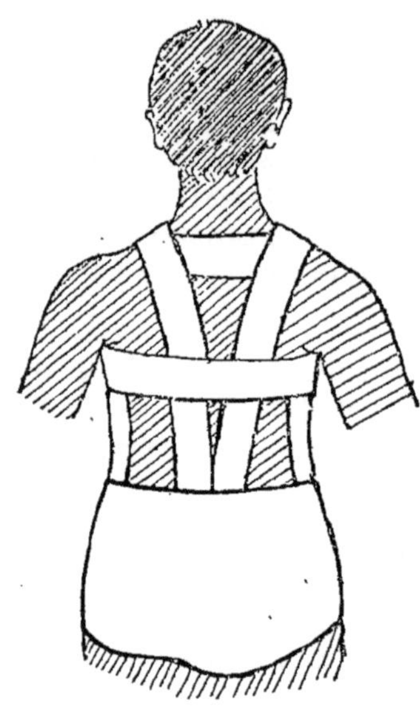

Fig. 92. — Technique simplifiée du corset plâtré.

D. — **Corset plâtré simplifié** (Monod, *Paris Méd.* 1920, p. 328)

Préparez des attelles de tarlatane de 6 épaisseurs ; 13 attelles ayant : largeur $0^{m}15$, longueur $1^{m}10$; 12 attelles ayant $0^{m}07$ sur $0^{m}25$.

Le malade, revêtu d'un jersey, est suspendu ; gâchez du plâtre et trempez-y successivement les attelles ; la première est placée autour du bassin à hauteur des trochanters ; la seconde au-dessus, s'imbriquant sur la première ; c'est la *ceinture pelvienne* ; modelez les crêtes iliaques (fig. 92).

La *ceinture axillaire*, modelée sur le thorax, passe immédiatement sous l'aisselle. Deux autres (*bretelles*) passent sur les épaules par leur milieu et atteignent la ceinture pelvienne en avant et en arrière en se rejoignant.

Deux *tuteurs latéraux* sont placés sous les bras et vont d'une ceinture à l'autre (faits d'une attelle de $0^{m}25$ de long).

Horizontalement, à la hauteur des clavicules en avant et des bords supérieurs des omoplates en arrière, appliquez d'une bretelle à l'autre une *attelle de* $0^{m}25$ *de long* (pièce *pectorale* et pièce *dorsale*).

Doublez et triplez même chacune de ces attelles et pièces.

Enroulez des bandes de toile sèche et modelez sur le squelette (pubis, crêtes iliaques, sacrum, clavicule, omoplates). Fendez ensuite le jersey dans les ouvertures laissées et collez sur le plâtre ses bords rabattus.

Ce corset, très léger, permet l'aération et l'insolation par ses larges ouvertures.

Pour en faire un appareil amovible, fendez les bretelles sur les épaules et fendez en dents de scie de chaque côté les ceintures en avant des tuteurs latéraux, adaptez des agrafes à ressort.

III. — Appareils plâtrés pour le membre inférieur

Appareil de Delbet pour fractures de jambe (fig. 50 à 54).
Attelles plâtrées de Maisonneuve (fig. 55).
Gouttière plâtrée de jambe (fig. 56-57).
Appareil plâtré pour fracture de Dupuytren (fig. 58).
Attelle pelvi-dorso-pédieuse (fig. 72).
Appareils plâtrés fenêtrés (fig. 60-61).
Appareils plâtrés à anse (fig. 67, 68, 73).

Voici les autres appareils utilisés :

A. — Grand appareil plâtré du membre inférieur

(Appareil pour coxalgie)

OBJETS NÉCESSAIRES :

1° Un maillot revêtant le membre inférieur et le thorax ; ou de l'ouate ; un caleçon et une chaussette peuvent aussi être utilisés.

2° Huit à dix bandes de tarlatane de 10 mètres de long sur 10 à 15 centimètres de large, suivant la taille du malade.

3° Deux larges *attelles*, l'une pour la ceinture, ayant la largeur de l'ombilic au pubis et 20 centimètres de plus que la circonférence du bassin, l'autre ayant la longueur du membre et large comme la demi-circonférence de la cuisse (c'est la cravate de l'aine). On peut ajouter aussi deux attelles ayant la longueur du membre, l'une sera antérieure, l'autre postérieure.

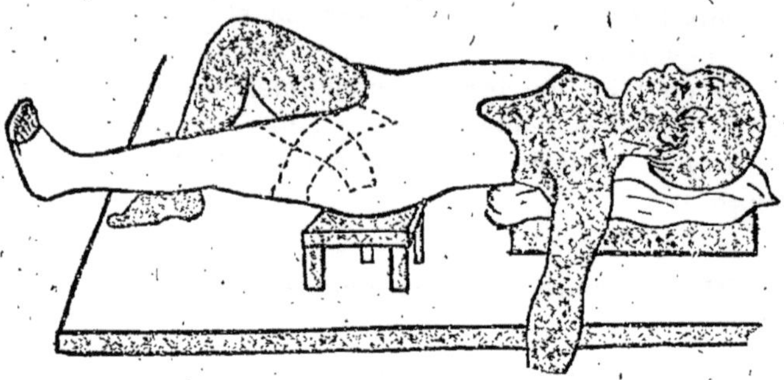

Fig. 93. — Appareil plâtré pour coxalgie

4° Du plâtre : 3 kilos pour un enfant de dix ans ; 4 kilos pour un adulte.

5° Deux lames de zinc de 30 centimètres de long sur 5 centimètres de large, parsemées de trous pour faire adhérer le plâtre.

6° Deux supports sont nécessaires pour soutenir le corps du sujet pendant qu'on fera l'appareil : *a)* un pelvi-support qui sera placé sous les fesses (fig. 77) et à son défaut une boîte cylindrique, un pot de fleurs renversé ; *b)* un tabouret, une boîte carrée sous les épaules (fig. 93).

Ce que l'appareil doit réaliser. — Il faut, dans le traitement de la coxalgie par l'appareil plâtré, éviter la pression de la tête du fémur sur le rebord supérieur de la cavité cotyloïde, c'est-à-dire empêcher l'ascension du fémur. Il se fait en effet dans cette bacillose de la hanche un processus ulcéreux ; le membre se place en adduction forcée, la tête vient presser contre la cavité cotyloïde, qui s'agrandit par usure du rebord ; la tête se détruit en même temps et le fémur se luxe en haut et en arrière. Il faut donc empêcher *l'adduction* du fémur en même temps que toute flexion ou rotation.

Pour empêcher ces divers mouvements, les points d'appui sont pris : 1° sur le bassin, (crêtes iliaques) ; 2° sur le genou rotule et condyles. On *modèlera* l'appareil sur ces saillies osseuses.

L'appareil devra donc descendre plus bas que le genou et remonter sur le tronc plus haut du côté opposé à l'articulation malade, jusqu'aux côtes, pour empêcher l'adduction.

Pour éviter la flexion, les points d'appui sont la rotule et l'abdomen.

Pour éviter la rotation externe, l'appareil se modèlera sur les saillies du genou ; si l'enfant est jeune et adipeux, ces saillies étant peu marquées, l'appareil englobera le pied.

Deux aides sont nécessaires : l'un soutient le membre inférieur malade ; l'autre assiste l'opérateur et soulève le siège pendant qu'on applique les bandes sur le bassin, si le pelvi-support est trop large.

Application de l'appareil. — *Revêtement.* — Placez le maillot (jersey) sur le malade en le renversant et en coupant la manche qui correspond à la jambe saine ; enfilez la jambe malade dans la manche restée en place, tendez-le bien en le fixant par une épingle au niveau des épaules ; si la manche est trop courte, complétez-la en enfilant sur le pied la manche coupée ; à défaut de jersey, le malade étant sur les supports, couvrez d'une légère couche d'ouate tout le membre inférieur orteils compris, l'abdomen et le thorax jusqu'aux aisselles ; maintenez-la par une bande de tarlatane. N'oubliez pas la partie qui repose sur le pelvi-support.

Mettez au niveau du *creux épigastrique* une épaisse couche d'ouate, pour permettre la distention de l'abdomen au moment des repas.

Position du malade. — Un aide maintient le membre inférieur, ou bien les pieds reposent sur le dos d'une chaise. Le malade doit se sentir *en sécurité* sur ses supports ; s'il souffre de la hanche, l'aide opère une traction soutenue sur le pied.

Le membre est dans la rectitude, et en légère *abduction.*

Technique. — La bouillie plâtrée, les attelles, les bandes étant préparées, commencez l'appareil.

1° Premières bandes plâtrées. — Par-dessus le maillot, ou l'ouate, enroulez une bande de tarlatane bien trempée dans la bouillie plâtrée, et sans trop serrer. Étendez un peu de bouillie sur les tours de bande pendant leur application.

On commence d'abord par recouvrir complètement le membre inférieur à partir des orteils, puis le tronc jusqu'aux aisselles.

2° Application des attelles plâtrées. — On applique d'abord l'attelle-ceinture qui doit déborder en bas la ligne bitrochantérienne, et en haut arriver près de l'appendice xiphoïde ; on la glisse sous le malade et on la rabat en avant. *L'attelle en cravate* est placée à la racine du membre, pour éviter la cassure de l'appareil à l'aine ; elle part de l'épine iliaque antéro-supérieure, descend en dedans de l'aine, passe sous le membre, et vient recouvrir la région inguinale en remontant sur l'abdomen. On peut aussi placer deux attelles plâtrées le long du membre, l'une en avant, l'autre en arrière, allant des orteils au bassin.

3° Spica de l'aine. — On termine par le *spica* de l'aine (fig. 93). Ce spica recouvre :

En avant, la partie inférieure de l'abdomen ;

En dedans, il arrive au pli génito-crural sans y pénétrer ;

En arrière, il recouvre seulement la moitié de la fesse ; s'il recouvrait toute la fesse, il serait souillé par les matières et blesserait la région.

Pour renforcer l'appareil à la racine de la cuisse, point où il tend à se fracturer, on peut encore employer deux *lames de zinc* qui seront mises l'une en avant de l'aine, l'autre sur le côté externe. A chaque niveau, il doit y avoir 5 ou 6 épaisseurs de bandes plâtrées pour que l'appareil soit solide.

4° Recouvrez l'appareil de bouillie avant qu'il ne soit sec pour le bien unir. Quand il sera un peu sec on le rendra luisant et moins salissant en le frottant avec un savon mouillé.

Modelage. — Avec vos mains coiffez et déprimez entre le pouce et l'index les *crêtes iliaques au-dessus de l'os, ainsi qu'au-dessous ;* déprimez aussi autour de la *rotule* (surtout au-dessus) ; modelez également en arrière *l'ischion,* encastrez ces saillies. N'oubliez pas surtout de réaliser pendant la pose de l'appareil une forte extension du membre en tirant sur le pied à angle droit et sur la région sus-malléolaire.

Attitudes vicieuses à éviter. — Maintenez le malade sur ses supports pendant la *dessiccation,* ou bien placez-le sur une table, le bassin sur un coussin, les membres inférieurs débordant dans le vide, et surveillez bien la position du membre inférieur, qui sera mis en *légère abduction et extension sur le bassin ;* le pied est à angle droit, le genou est rectiligne ainsi que le tronc ; évitez aussi l'ensellure lombaire. Pendant toutes ces manœuvres, surtout si vous portez le malade sur une table, veillez à ce qu'il *ne plie pas le bassin sur la cuisse.*

Quand l'appareil est dur, posez le pied sur le dos d'une chaise, et attendez encore une demi-heure avant de l'échancrer.

ÉCHANCRURES. — Le malade a été tiré (sans le soulever) sur une table, faites quelques échancrures libératrices provisoires que vous compléterez deux jours après.

Bord supérieur de la ceinture. — Dégagez la région épigastrique en incisant suivant une courbe concave en haut (fig. 93), et abaissez les côtés de la ceinture, du côté malade, à quelques travers de doigt de la crête iliaque ; du côté sain, ce bord remontera plus haut (aux fausses côtes), pour empêcher l'adduction (plaque de contre-abduction).

Bord inférieur de la ceinture. — Suivant une courbe concave en dedans, on dégagera les organes génitaux ; du côté sain, on évidera pour permettre la flexion de la cuisse à angle droit.

Pied. — Sur la plante on laissera le plâtre déborder les orteils en semelle ; sur le dos on dégagera les orteils.

Au niveau du *dos*, rectifiez le bord supérieur de la ceinture ; au niveau du bord inférieur, à partir du coccyx, dégagez la fesse par une courbe à concavité interne allant se perdre dans le sillon génito-fémoral.

Consolidez et polissez.

Chez l'enfant jeune il faut éviter les souillures de l'urine ; un bon procédé consiste à paraffiner le plâtre ; à défaut vaselinez abondamment et revêtez-le d'un jersey par-dessus l'appareil ; on peut aussi utiliser la *cellulose* en feuilles qui adhèrent au plâtre avant sa prise.

INDICATIONS. — *Coxalgie.* — Cet appareil allant de l'ombilic aux orteils est excellent dans la période aiguë de la coxalgie : il immobilise la hanche parfaitement et calme souvent les douleurs que l'extension n'amendait pas, surtout si l'on a soin d'y comprendre le pied ; enfin il permet un facile transport des malades. Cependant il empêche de voir l'articulation et de surveiller la formation des abcès. S'il existe des abcès, on fera une *fenêtre* dans l'appareil à leur niveau.

Quand l'enfant est en *voie de guérison*, cet appareil permet *la marche* à l'aide d'une chaussure surélevée mise sous le pied sain qui empêche le membre malade de se poser sur le sol. Dans ce cas l'appareil s'arrêtera au-dessous du genou.

S'il existait une attitude vicieuse, il faudrait commencer par la réduire sous chloroforme ou par l'extension continue.

Renouvellement. — L'appareil a besoin d'être remplacé tous les quatre ou cinq mois.

On le supprimera seulement quand toute douleur aura disparu au niveau de la hanche, le membre étant sorti du plâtre.

B. — Autres appareils pour la hanche et le fémur

Coxalgie a la période de convalescence. — Placez soit un appareil moyen de hanche, soit un petit appareil de hanche.

Appareil moyen de hanche. — Cet appareil est construit comme le précédent, les attelles seront plus courtes, et il s'arrêtera au niveau des malléoles, ou plutôt à deux travers de doigt au-dessus ; si l'appareil blesse le tendon d'Achille, on fait une fente verticale postérieure.

Petit appareil de hanche. — La technique de cet appareil, encore plus court que le précédent, est la même que pour le grand appareil. On arrête les bandes au milieu de la jambe, puis on échancre la ceinture, et on limite l'appareil à sa partie inférieure au sommet de la rotule ; dégagez le creux poplité par une incision concave en bas ; le genou est libre.

Grand appareil prenant les deux membres inférieurs. — Même technique que pour le grand appareil d'un seul membre. On plâtre une jambe après l'autre. Il faut le double de matériaux.

Appareils platrés pour luxation congénitale de la hanche. — Il faut ici deux appareils correspondant aux deux positions que l'on donne au membre inférieur après réduction de la luxation.

Dans la première position, la cuisse est immobilisée en *forte abduction* (70°), avec flexion sur le bassin (70°).

La deuxième position est celle de l'abduction légère (30°) avec rotation interne (60°), la pointe du pied regardant en dedans.

Nous renvoyons pour ces appareils très spéciaux à la description donnée par MM. Monod et Vanverts (t. I., p. 315, *Technique opératoire*).

S'il y a luxation double, on met une longue attelle passant comme un pont d'un genou à l'autre.

Appareil platré pour fracture de la diaphyse du fémur. — Cet appareil, excellent chez les enfants, va de l'ombilic aux orteils (grand appareil de hanche) ; l'enfant peut remuer dans son lit, et il a besoin de moins de surveillance que pour l'extension ; on l'applique lorsque les accidents de compression ne sont plus à redouter.

Réduisez la fracture, sous chloroforme si c'est nécessaire, et s'il n'y a ni œdème ni hématome, mettez le plâtre. S'il y a de l'œdème, faites l'extension continue jusqu'à ce qu'il ait disparu, ensuite placez l'appareil.

Technique. — Pendant qu'on met le plâtre, l'aide exerce une forte traction sur la jambe jusqu'à dessiccation complète : une main saisit le pied, l'autre la région du tendon d'Achille ; soignez le modelage.

Pendant quelques jours *surveillez les orteils;* s'il y a de l'œdème, s'ils sont bleuâtres ou trop blancs, recherchez la sensibilité, et, s'il le faut, fendez l'appareil sur toute sa longueur ; vous le serrerez ensuite avec une bande plâtrée quelques jours après.

S'il le faut, fenêtrez l'appareil au niveau de la fracture, et repoussez les fragments avec des morceaux d'ouate.

C. — Appareils pour le genou, la jambe, le cou-de-pied

1° Petite gouttière pour immobiliser le genou. — Cet appareil comprend une gouttière postérieure embrassant les trois quarts postérieurs de la jambe et de la cuisse, et s'étendant de la partie supérieure de la cuisse au cou-de-pied. L'appareil, en forme de trapèze, aura 16 épaisseurs.

Application de l'appareil. — Le membre est enduit d'huile ou de vaseline pour empêcher l'adhérence aux poils, et pendant qu'un aide gâche le plâtre le chirurgien réduit la fracture.

La gouttière de tarlatane est plongée et malaxée dans la bouillie ; au sortir de la cuvette, on l'exprime entre les deux mains pour enlever l'excès de plâtre, et on l'étale sur la table. On l'applique à la face postérieure du membre, les aides tendant les deux extrémités de la tarlatane, et on enroule de bas en haut les bandes de toile sur 2 épaisseurs.

Une attelle de bois provisoire mise derrière le membre et fixée par une bande empêche toute flexion pendant la dessiccation. Quand le plâtre est sec on l'enlève. Une bande de gaze, ou des liens de gaze empêcheront l'appareil de se desserrer, on les met sous le genou et aux deux extrémités ; le talon sera élevé par un coussin.

Cet appareil, un peu court, peut s'utiliser dans les *fractures de la rotule*, après trois ou quatre jours de compression pour faire résorber l'épanchement ; rapprochez les fragments par une étroite bande de diachylon.

2° Les appareils platrés pour immobiliser le genou. — Nous connaissons les attelles plâtrées de Maisonneuve et la gouttière plâtrée d'Hergott (fig. 55, 56, 57).

Longueur de l'appareil. — S'il s'agit d'immobiliser le genou ou les parties supérieure et moyenne de la jambe, l'appareil devra remonter jusqu'au pli génito-crural en dedans, et en dehors jusqu'au sommet du grand trochanter. S'il s'agit d'immobiliser la partie inférieure de la jambe ou l'articulation tibio-tarsienne, il remontera jusqu'au pli du jarret.

Pour que le membre soit en *bonne position*, le pied doit être à angle droit sur la jambe, la crête tibiale doit être sur le prolongement du deuxième orteil, ou mieux, l'épine iliaque antéro-supérieure, le bord externe de la rotule et l'espace compris entre le premier et le deuxième métatarsien doivent être sur la même ligne.

INDICATIONS. — *Arthrites du genou* ; résection du genou ; fractures de la partie moyenne ou supérieure de la jambe ; fractures malléolaires ; arthrites du cou-de-pied.

Fractures de la rotule : Appliquez l'appareil et faites de la compression pendant quelques jours pour faire diminuer l'épanchement ; puis massez tous les jours, sans enlever la gouttière, les côtés de la rotule et le triceps pendant qu'une main rapproche les fragments. Entre les séances, rapprochez les fragments par une bande élastique ou une bande de diachylon, comprimez par-dessus ; au quinzième jour, mobilisez légèrement en enlevant la gouttière. Marche permise vers le quarante-cinquième jour. Port d'une genouillère après.

La suture est actuellement préférée.

A la période aiguë de la *tumeur blanche* du genou, on doit faire un *grand appareil*, allant de l'ombilic aux orteils, comme pour la coxalgie, les autres donnant lieu à des attitudes vicieuses (flexion, car les parties molles se dépriment au niveau des bords, surtout le bord supérieur) ; il faut prendre dans l'appareil les deux articulations sus et sous-jacentes. Sur la surface antérieure du genou, on ouvre une fenêtre, qui libère la rotule et permet de surveiller l'articulation, de faire de la compression ouatée.

APPAREIL CIRCULAIRE DU GENOU. — On utilise d'ordinaire un appareil circulaire qui part des orteils et remonte à la racine de la cuisse en englobant toute la fssee, cette plaque de contreflexion s'oppose à la flexion du genou.

Le membre entier est recouvert d'ouate ou d'un jersey comprenant le bassin ; le malade étant mis sur le pelvi-support, évitez l'hyperextention du genou, qui donnerait un genu recurvatum; donnez un léger degré de flexion. Enroulez circulairement une première bande plâtrée en commençant par le pied et en terminant très haut sur l'arcade crurale, et sur le côté externe, à la crête iliaque. Placez une longue attelle, large de la demi-circonférence de la cuisse, allant de l'arcade crurale aux orteils en avant, et une autre en arrière prenant la fesse ; mettez aussi à l'aine une attelle en cravate. Enroulez une autre bande plâtrée.

Modelez le genou (rotule, condyles fémoraux, tête du péroné) ainsi que la partie inférieure des plateaux tibiaux et l'ischion. *Echancrez* en libérant les orteils et l'arcade crurale, le haut de l'appareil recouvrant le grand trochanter.

Petit appareil du genou (de convalescence). — Même appareil s'arrêtant au-dessus des malléoles. S'il descend pendant la marche, forez un trou à sa partie antéro-supérieure et rattachez-le à une ceinture.

Appareils du cou-de-pied *(allant des orteils au-dessous du genou).* — Il faut :

Un tube jersey ou un bas, ou de l'ouate ; trois bandes plâtrées ;

Deux attelles ayant comme largeur la demi-circonférence du mollet, et longues comme la région à plâtrer ;

Un à deux kilos de plâtre.

Technique. — Placez le revêtement sur la région en ajoutant de l'ouate sur les côtés du tendon d'Achille et sur le dos du pied.

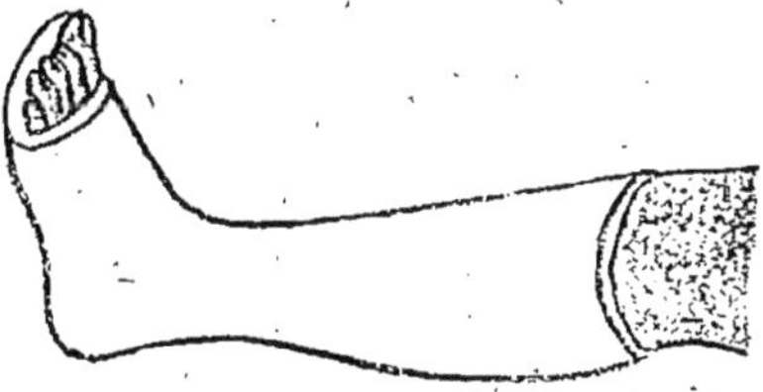

Fig. 94. — Appareil plâtré du cou-de-pied

Enroulez une bande plâtrée depuis les orteils jusqu'au-dessous du genou ; placez une attelle devant, une autre derrière, et recouvrez avec les autres bandes plâtrées. Modelez en déprimant le plâtre sous la voûte plantaire au niveau du bord interne du pied ; dessinez les malléoles et les plateaux tibiaux.

Echancrez la partie supérieure qui doit passer à deux travers de doigt au-dessous de la rotule, et dégagez la face dorsale des orteils en laissant déborder une petite semelle plantaire (fig. 94).

Tumeur blanche du cou-de-pied. — A la période aiguë, posez un appareil allant des orteils au milieu de la cuisse. Pendant la convalescence, arrêtez l'appareil au-dessous du genou.

Fenêtrez l'appareil, soit au-devant du cou-de-pied, soit sur les malléoles s'il y a un abcès.

Pied bot. — Pour corriger un pied bot équin, on doit mettre le pied en talus, et l'on doit tenir le pied en hypercorrection

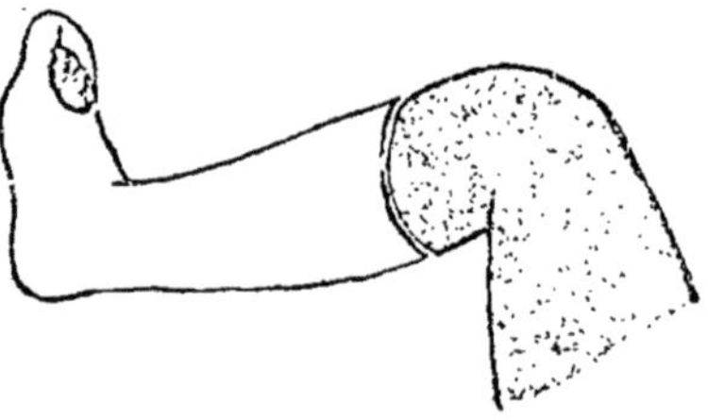

Fig. 95. — Appareil plâtré pour pied bot; la face interne du gros orteil ne doit pas être dégagée.

pendant la durée de la confection de l'appareil (fig. 95). On construit le plâtré comme celui du cou-de-pied ; on échancre la région des orteils en laissant une semelle qui déborde, et on laisse aussi la face interne du gros orteil sous le plâtre pour bien dérouler le bord interne ; la face dorsale des orteils sera seule dégagée; s'il y a de la compression et si les orteils deviennent blancs ou congestionnés, faites sur le cou-de-pied, au pli de flexion, une large fenêtre que vous bourrerez de coton tenu par une bande.

Chez les tout jeunes enfants, les membres étant gras et ronds, la botte plâtrée glisse, on fera remonter l'appareil au-dessus du genou.

IV. — Moulage

Moulez la partie destinée à porter un appareil orthopédique amovible avec le plus grand soin :

En attitude correcte ;

Sans correction trop forte ;

Dans l'attitude qui sera celle du malade (debout ou couché).

Revêtez-le d'un jersey ou enduisez de vaseline. Pour ne pas blesser le malade en sectionnant le moulage, glissez contre la peau, sur la ligne que suivra l'incision, une mince lame de zinc vaselinée.

Préparez vos bandes et vos attelles, mettez du sel dans la bouillie pour qu'elle sèche plus vite ; placez les attelles, puis enroulez les bandes, et faites bien plaquer partout.

Pendant la dessiccation, modelez l'appareil, évitez les attitudes vicieuses.

Comment enlever le moulage. — Avec un bon couteau, coupez le plâtre quand il résonne sous le doigt ; coupez sur la lame de zinc. Enlevez-la, écartez les deux bords et retirez le plâtre.

Pour les corsets, il faut fendre devant et derrière, de façon à former deux valves.

Refermez l'appareil enlevé, et enroulez une bande plâtrée pour le soutenir ; il n'est rigide que quarante-huit heures après.

V. — Appareils plâtrés pour héliothérapie

Ce sont des appareils bi-valves, amovo-inamovibles destinés à permettre l'héliothérapie des ostéo-arthrites tuberculeuses en période d'immobilisation.

Les appareils plâtrés ordinaires, inamovibles, quelles que soient les échancrures qu'on leur fasse, se prêtent mal à l'exposition des régions malades aux rayons solaires ; il faut appliquer un appareil amovible.

Pour le corset du mal de Pott (corset de Sayre), on met d'abord sur la peau un jersey tubulaire ordinaire en coton, on le recouvre d'une épaisseur de laine des Pyrénées ; puis sur chaque côté, de l'aisselle au grand trochanter, en suivant la ligne axillaire et sur une largeur de 15 centimètres, on place une couche de coton que l'on maintient avec une large bande de gaze. Le plâtre doit être solide et peu épais (1 centimètre) ; pour cela gâchez dans une grande cuvette, et sans la noyer, une quantité de plâtre suffisante pour que toutes les bandes, une fois bien imprégnées, arrivent à fleur de la bouillie ; celle-ci doit avoir la consistance d'une crème de chocolat épaisse lorsqu'on y introduit les bandes et on ne doit enlever ces bandes que lorsque le plâtre commence à prendre, lorsque la bouillie fait fromage blanc.

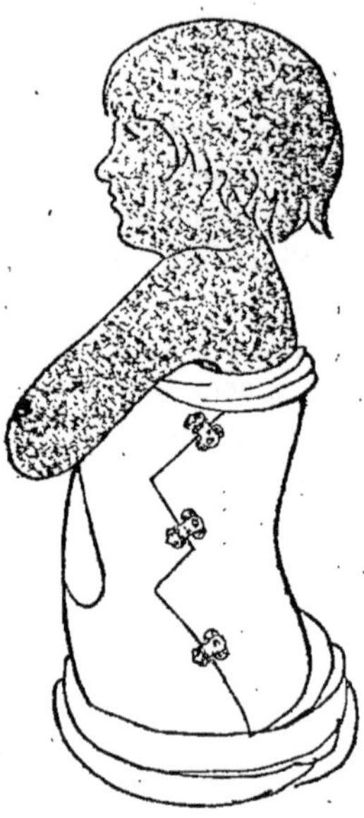

Fig. 96. — Corset plâtré bi-valve pour héliothérapie.

On applique les bandes comme d'habitude, quand le plâtre est sec on découpe le tracé d'emboîtement des deux valves, non pas sur une ligne rectiligne, car malgré les crampons de fermeture il se produirait du jeu, mais sur une ligne brisée en dents de scie très larges, deux ou trois suffisent (fig. 96).

Avec un couteau bien aiguisé on tranche le plâtre jusqu'au coton, puis on enlève les deux valves et on les fait sécher jusqu'à complète déshydratation. On passe alors sur leur face interne une couche de celluloïd, on y colle 2 épaisseurs d'un grand carré de gaze que l'on rabat sur la face externe, où l'on passe aussi une couche de celluloïd; on laisse sécher et l'on consolide les bords par une nouvelle couche de celluloïd. Il ne reste plus qu'à emboîter les deux valves et à placer les crampons de fermeture que l'on fixe par des clous traversant le plâtre et rivés sur la face interne.

Cette technique peut s'appliquer également à toute espèce d'appareil. (Nové-Josserand et Rendu, *Lyon chir.*, 1er juin 1912, p. 671.)

Conclusion pratique pour l'appareillage des fractures

En dehors des appareils plâtrés indispensables pour un grand nombre de fractures du bras, de l'avant-bras, de la jambe, etc.., les appareils que *tout praticien* devrait posséder dans son arsenal, et qui lui permettraient de traiter les autres fractures, sont extrêmement simples et peu nombreux.

Ils sont au nombre de trois et leur prix fort modique (1) :

1° Pour les fractures de l'humérus un appareil de Delbet.

2° Pour le membre inférieur (fémur) l'attelle de Thomas ou celle de Lardennois, excellente pour le transport du blessé, peut être aussi utilisée pour le traitement par l'extension et la suspension, avec le cadre de bois, que l'on peut faire construire partout.

3° Une attelle coudée de Högden-Smith pour les fractures basses du fémur ; cette attelle peut être construite facilement par un forgeron.

(1) Une centaine de francs pour l'ensemble des trois.

TABLE DES MATIÈRES

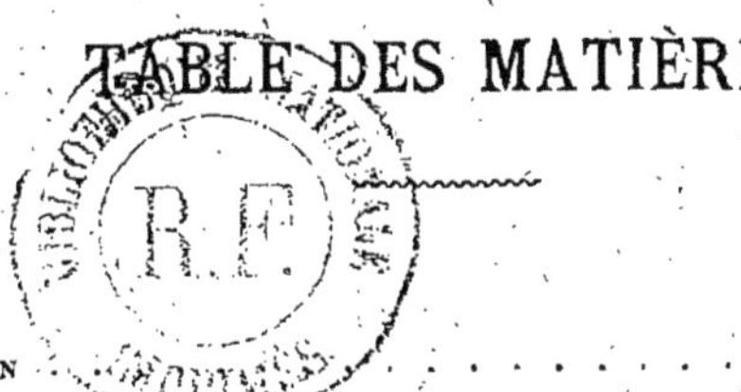

DEUXIÈME PARTIE

LES APPAREILS PLATRÉS

BESANÇON. — IMPRIMERIE JACQUES ET DEMONTROND

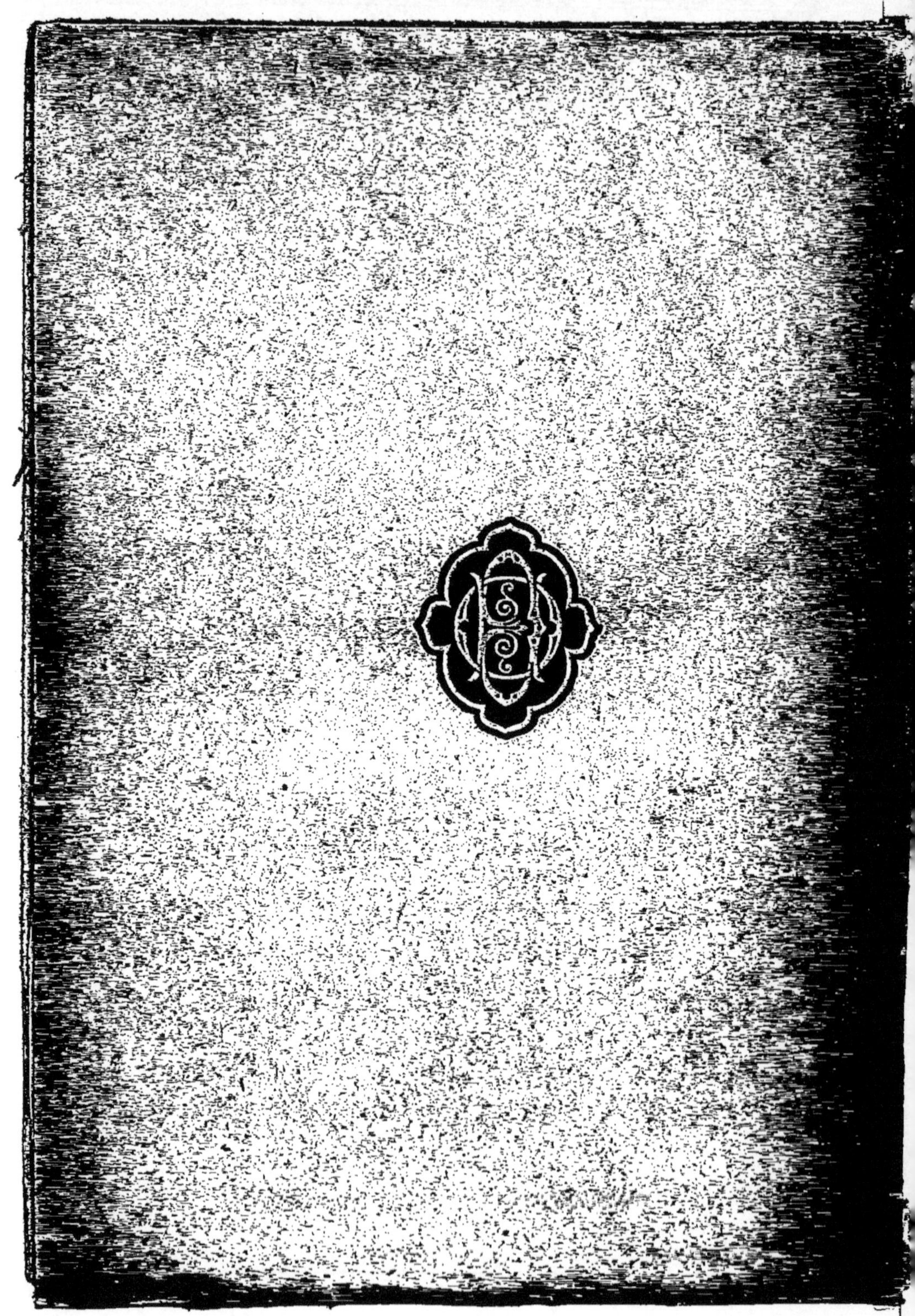

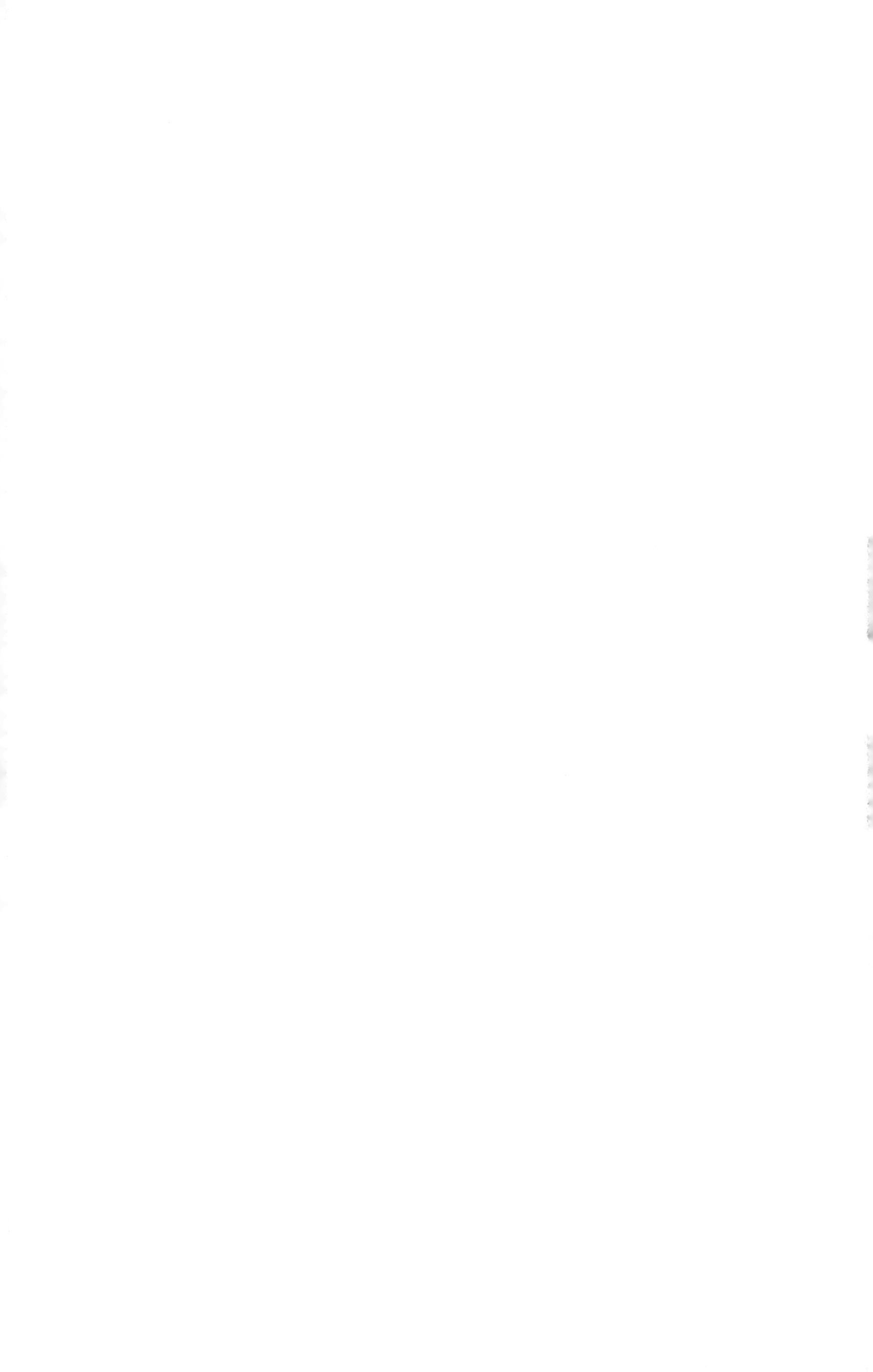

www.ingramcontent.com/pod-product-compliance
Ingram Content Group UK Ltd.
Pitfield, Milton Keynes, MK11 3LW, UK
UKHW022019170726
13837UKWH00001B/286

9 782329 175645